爱眼好视力

眼科体检与特检

主编　张旭东

中国科学技术出版社
·北　京·

图书在版编目（CIP）数据

爱眼好视力：眼科体检与特检 / 张旭东主编 . 北京：中国科学技术出版社，2025. 7. -- ISBN 978-7-5236-1472-3

Ⅰ. R770.41

中国国家版本馆 CIP 数据核字第 2025H0Q915 号

策划编辑　张凤娇　孙　超
责任编辑　张凤娇
文字编辑　姜海婷
装帧设计　佳木水轩
责任印制　徐　飞

出　　版　中国科学技术出版社
发　　行　中国科学技术出版社有限公司
地　　址　北京市海淀区中关村南大街 16 号
邮　　编　100081
发行电话　010-62173865
传　　真　010-62179148
网　　址　http://www.cspbooks.com.cn

开　　本　889mm × 1194mm　1/32
字　　数　166 千字
印　　张　7.5
版　　次　2025 年 7 月第 1 版
印　　次　2025 年 7 月第 1 次印刷
印　　刷　北京盛通印刷股份有限公司
书　　号　ISBN 978-7-5236-1472-3
定　　价　68.00 元

编著者名单

主编 张旭东

编者 吴 强 张智科 张 萍 韩 宇

张 宏 胡永成 张 蛟

内容提要

我们这一生，大约 90% 的知识和记忆是通过眼睛获取的。虽然眼睛的重要性不言而喻，但世界卫生组织发布的《世界视力报告》指出，全球至少有 22 亿人视力受损或失明，其中至少有 10 亿人的视力受损问题本可预防。近年来，眼部相关疾病的患病人数逐年增加，且呈年轻化趋势，我们该如何呵护眼睛健康呢？

编者以促进眼健康为出发点，系统介绍了不同年龄段和不同眼病如何选择眼科体检项目。例如，针对可致盲的四大眼病（白内障、青光眼、糖尿病视网膜病变、老年性黄斑变性）及电子产品导致的近视眼、干眼症、视疲劳等，介绍了如何通过自查和眼科检查进行诊断和筛查。此外，书中还介绍了不同地区、不同生活习惯和工作环境容易引发的眼病，以及如何通过自检早期发现和有效防治。

本书内容贴近生活，语言通俗易懂，有利于不同地区、不同职业的人群了解眼睛健康的相关知识，有效提高眼科体检意识和生活质量，适合大众及基层眼科医生学习参考。

主编简介

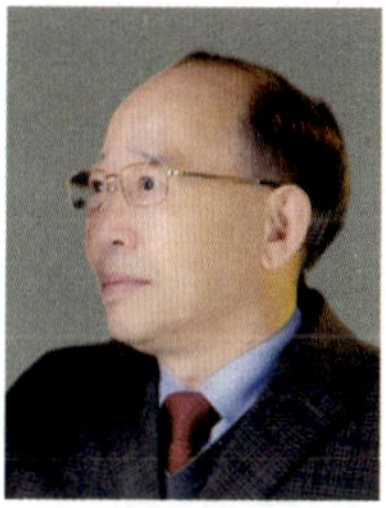

张旭东

副主任医师，内蒙古防控近视科技馆馆长，朝聚眼科集团首席专家，全国科技志愿服务者，中国科普作家协会会员。从事眼科临床专业工作近 50 年，自幼受家族熏陶，热爱眼科事业和眼科科普工作。最早于 1990 年在我国西部地区开展放射状角膜切开术。1982 年被团中央评为“全国新长征突击手”；1986 年获“全国助残先进个人”，并被载入《中国当代名医辞典》；1996 年《人民日报》中华儿女专栏曾刊发题为“张旭东——妙手丹心送光明”专题报道；2020 年获中华医学会第二十五届全国眼科学术大会“中华医学会眼科学分会西部创业贡献专家”称号；2022 年获区级优秀共产党员、区级科普先进工作者称号。获市级科技进步奖 2 项，发表论文 30 余篇，主编《实用眼科学》《老年眼病医疗保健手册》《糖尿病 · 糖尿病眼病的科学防治》《实用眼科知识大全》《白内障手术筛查及护理读本》《专家谈眼病》《专家谈眼科手术》等著作。

编者简介

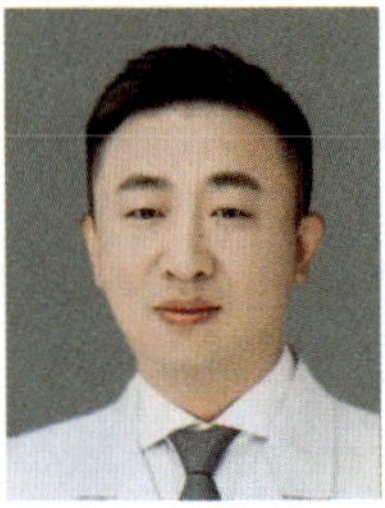

吴　强

眼科学硕士，北京朝聚眼科医院院长，朝聚眼科集团投资发展部总监，中国微循环学会眼微循环专业委员会委员。

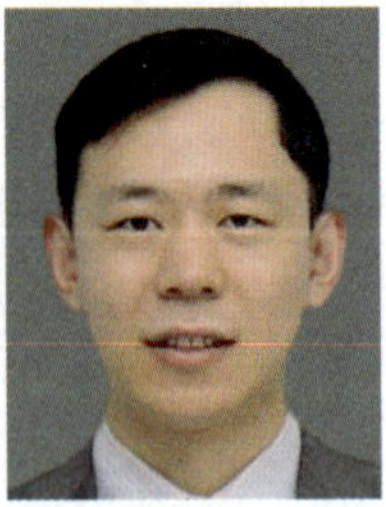

张智科

眼科学博士，就职于中日友好医院。2013 年毕业于北京大学医学部，2010 年赴挪威奥斯陆大学进修。2017 年作为访问学者赴美国 Bascom Palmer 眼科中心进修。擅长治疗屈光不正、干眼症、角膜疾病及高度近视眼底病变，在近视激光手术、ICL 植入术、屈光性白内障手术及玻璃体切割术方面具有丰富经验。在《中华眼科杂志》发表论文多篇，参与国内外多项科研课题。

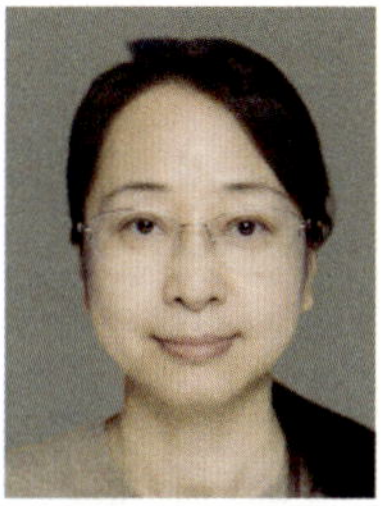

张　萍

眼科学硕士，副主任医师，中国妇幼保健协会儿童眼保健明日之星英才计划成员，中国妇幼保健协会眼保健协会委员，国际角膜塑形镜学会亚洲分会会员。从事眼科临床工作 20 余年，擅长小儿眼科，如视光、斜弱视及视觉训练等。

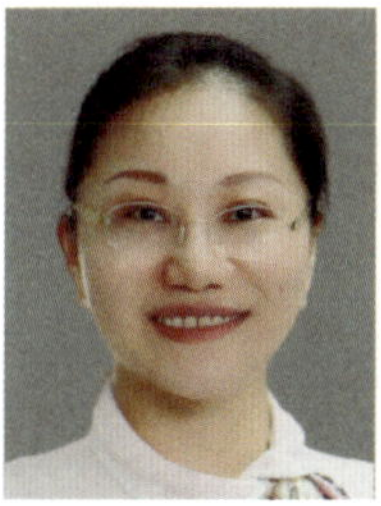

韩　宇

副主任护师，就职于复旦大学附属眼耳鼻喉科医院。1997 年毕业于复旦大学护理学院，2010 年起担任眼科病房护士长，2019 年起担任特需病房副主任兼干部保健专管员。2013 年赴美国麻省眼耳鼻喉科医院交流进修。多次参加并主持眼科和视光交流会议，拥有一项发明专利，一项实用新型专利。参与并主持多项科研课题，在《护理学杂志》发表论文数篇。

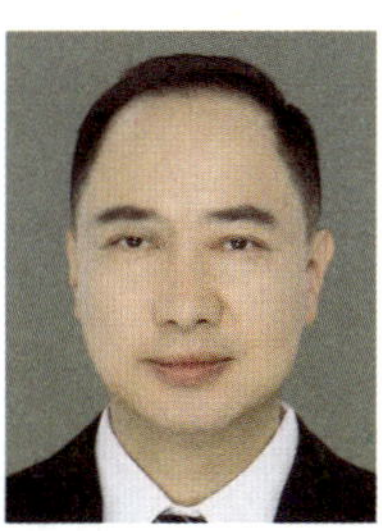

张　宏

医疗管理硕士，朝聚眼科集团浙江区总经理。历任上海博爱医院眼科执行主任、上海爱尔眼科医院医务部主管、浙江省舟山医院眼科中心执行主任。主编眼科专著 5 部。

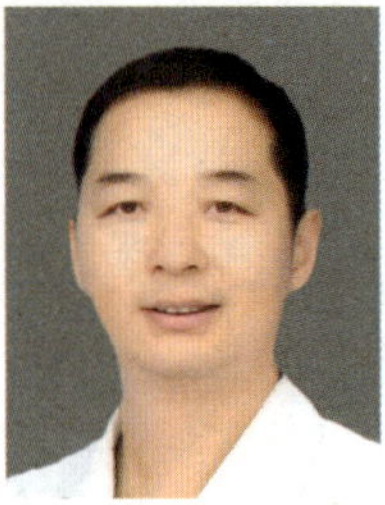

胡永成

副主任医师，朝聚眼科集团巴彦淖尔市旭东眼科医院副院长，内蒙古微循环学会眼微循环专业委员会常务委员。从事眼科临床工作10余年，擅长激光近视手术、白内障手术。近年来，在国家级眼科期刊发表论文数篇。

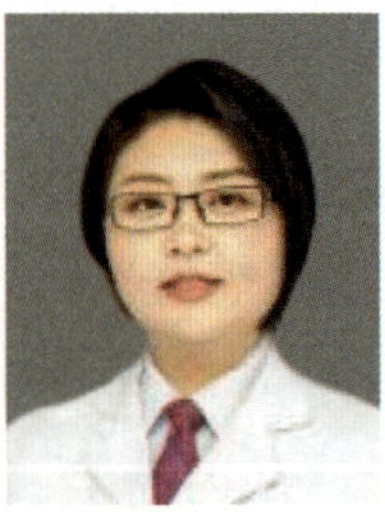

张　蛟

眼科学硕士，呼和浩特朝聚眼科医院副院长，朝聚眼科集团白内障学组组长，内蒙古女医师协会委员。从事眼科临床工作10余年，擅长常见眼病及白内障相关诊疗及手术，多次参加光明行流动手术车筛查及手术。近年来，发表SCI收录论文数篇。

序　一

做一名勤勉的光明使者

很高兴受邀为朝聚眼科集团首席专家张旭东院长的新书作序，我俩同为科普作家协会会员，我非常敬佩他对光明事业孜孜不倦的追求，在眼健康领域的不懈耕耘。从内蒙古自治区科学技术协会优秀科普图书专项资助的《专家谈眼病》，到即将出版的这部《爱眼好视力：眼科体检与特检》，张旭东院长带领各位专家团队成员，勤奋、执着、持之以恒，在眼健康科普路上不断发光。

全生命周期眼健康，离不开防、查、筛、治与康复指导，离不开广大眼科医生们精益求精的诊疗服务。我国眼科医生的任务很重，要面对超过 14 亿的国民，如何减少可避免的盲，以及可避免的重症、晚期眼病？在患者走进医院之前、走入诊室之前，还可提早做些什么？答案就是防和筛。

首先，要防眼病。上医治未病，对于眼科医生，对于眼病预防能做什么？当然是做科普，可以说，科普是防病治病最科学有效的方法之一。在我国“十四五”眼健康规划中，科普已作为重点工作之一。在一些城市或省份，科普作品已作为晋升等的加分项，甚至是必选项。眼科医生的首要任务之一就是帮助大众认识眼睛、认识眼病、认识防治结合预防在先的要义。

其次，要查眼病、筛眼病。做有成效的眼科体检，对潜在眼病保持警惕，是眼健康维护的必然措施。防患于未然的筛查，离不开患者思想上的重视，同时也离不开眼科检查的规范性及科学手段。近日，一位50岁的女性因“易于视疲劳”主动要求排查，接诊的主治医生裂隙灯检查没有发现明显异常，眼底初步检查正常，验光矫正视力可达1.0，眼压18mmHg（在正常范围内）。我们是否可以按“近视、干眼症、视疲劳”的诊断，给患者开一些眼药水就让她回去呢？且慢，上级医生发现她有一张1个月前体检时采集的眼底照相图片，视盘可疑，杯盘比大。再次检查视盘，确认右眼的杯盘比确实偏大，立即让患者加测视野检查等项目。最后经过综合评估，诊断为正常眼压性青光眼早期。一张眼底图，眼病早知道。有针对性的眼科检查，可以更早防范视觉受损。

本书内容翔实，通俗易懂。除了眼病防治，还包括常规眼科体检及特殊检查，如新生儿、婴幼儿、学龄前及学生眼科体检与眼病筛查等内容。这些章节也是作者团队脚踏实地开展基层眼科服务的成果。眼科巡回体检小分队，带着手持裂隙灯、电脑验光仪、检眼镜等器械设备，在乡镇卫生院或村医卫生室，为农牧民或工矿人员进行筛查的经历，有助于本书真正“下沉”到基层，用以指导眼健康专业体检医生、全科医生、初级眼保健医生的门诊实践。当然，对眼科住院医师和专科医生同样开卷有益。

只有让众人都看见，才能将光明和温暖送给更多人！

金篦记：老年眼病“看眼色”

杜甫有诗云：“春水船如天上坐，老年花似雾中看。”这句诗描述的就是老年人视觉昏花的普遍现象。每个人都会老去，眼睛也会老，视力渐渐衰退。七彩阳光照亮明丽的世界，一切本是清清楚楚，如果绚烂景色褪为黯然灰色，或远近均糊，或断续扭曲，或阴影遮挡，十有八九不是外界幻变，也不是自然的“人老珠黄”，而是眼睛蒙翳抱恙。任何疾病都要早防、早诊、早治，特别是老年人，更需要随时警惕悄悄侵袭的眼病。

如果眼疾有颜色，什么颜色可用来提醒老年眼病患者呢？

其一，需要关注的是“白色”。最广为人知的老年眼病当属白内障，它是位居全球致盲第一位的眼病。每个人都可能罹患白内障，因为人人都无法挣脱衰老的轮盘，即使五六十岁时还在庆幸眼明心亮，可到了七八十岁，眼睛的“镜头”——晶状体可能就会出现混浊了。令人宽慰的是，白内障是可复明的盲，手术安全可靠，植入人工晶状体可使眼睛焕然如初。白内障联合人工晶状体植入术，是人类外科史上最成功的手术之一，千千万万的人在术后重获光明。特别提醒，通过手术可治愈白内障，而眼药水不能发挥此作用，目前还没有任何一种眼药水可治疗年龄相关性白内障。

其二，要警惕的是“青色”。青光眼，我国古代又称“绿内障”，发作时角膜水肿，可有“虹视”“发绿”等。青光眼英文名为“glaucoma”，词源也与“青蓝”有关，因“glaukos”源于希腊语，也有“淡蓝”的意思。青光眼由于其致盲的不可逆特性，比白内障的危害更大。眼压，即眼内的压力，就像血压一样有正常值，眼压异常升高会压迫视神经，进而严重影响视力。急性青光眼发作时，眼痛伴视力下降、头痛、恶心……测眼压即可鉴别；而慢性青光眼，号称视力“小偷”，使一些患者在不知不觉中被偷走光明。筛查青光眼，最要紧的是测量眼压，检查眼结构，眼底照相与随访……老年人只要每年定期让眼科医生检查一下眼睛，光明就不会被轻易偷去！

其三，“黄色”又在提醒我们什么呢？是要注意黄斑和视网膜疾病。过去说到眼病主要是“一青（青光眼）二白（白内障）”。当下老龄化社会，则有必要认识黄斑病，因越来越多老年人受到黄斑前膜等眼底病困扰。许多老人在门诊时对我说：“上次检查出‘黄斑’，可以帮我把黄斑去掉吗？”黄斑是眼睛的真正亮点，是视锥细胞最密集、视力最敏锐的地方，是最不能舍去的！若看直线直杆变弯、眼前有固定黑影，推荐赶紧用阿姆斯勒方格表自检。这张小小的简明方格表是检测“神器”，由瑞士眼科学家马克·阿姆斯勒发明，一直广受推崇。黄斑膜和裂孔等可致视物变形和视力丧失，可由视网膜专科医生确定是否需要手术，患者要配合医生不要过于焦虑。

其四，突如其来的黑暗骤降，常与“红色”有关，也就是血管性疾病，最常见的是眼底缺血或出血。通常老年人易患高血压、糖尿病、动脉硬化等病，这些疾病会增加视力丧失的风险，视网膜动脉堵塞所致的视力下降最为急剧。有的老年人早上一觉醒来，发觉一只眼里一点点光亮也看不到，这就是眼“中风”。静脉阻塞引起的视力下降没那么严重，但也属于“中风”的一种。不论动脉阻塞还是静脉阻塞，要尽快到内科会诊，保脑护心，避免更严重的脑卒中风险。

认清老年眼病“白（内障）”与“黑”，“红”与“黄（斑）”，以及“青”出于蓝的青光眼，是为了更好地防治。“散乱空中千片雪，蒙笼物上一重纱。”并非老年期的所有视力下降都是自然进程，因此需要细致诊察。老年人体检千万不要遗漏眼底检查，透过眼睛这扇窗，可以观察很多病症，包括糖尿病眼底病变、高度近视眼底病变等，争取及早将黑暗拒之千里。

患上眼病该怎么办？有一些眼病需要联合全身调理，如控制好血压或血糖，相应的眼部变化会好转；有一些病变，如眼底新生血管病变，可不必急于手术，雷珠单抗等眼内注射可阻止或减轻；还有一些眼病确实需要手术，如青光眼“疏浚水流”、视网膜“补洞复位”、白内障“拨开云雾见天日”……眼科手术微创、高效，新颖、智能的设备让眼科医生大显身手，手到病除。

八九十岁的老人或许不喜欢“用机器做手术”，问我是否可以像“挑针眼”一样，用金针、银针把白内障给挑出来。在古代，白内障确实是用形如箭头的金篦、金錍来拨除。杜甫诗中那句“金篦空刮眼，镜象未离铨”其实说的就是白内障手术。这句诗也隐隐折射出遥远的事实，即唐朝当时的白内障手术可能是世界领先的。而那“刮眼”的“金篦”，想必也是千金难求，而那秘而不宣的金针技术及其传人，也在朝代更迭的历史长河中消散了。

有关白内障“针拨术”的现代传奇是指唐由之教授在20世纪70年代为毛泽东主席行白内障针拨术，令人敬仰万分。唐教授是国医大师，创建了中国中医科学院眼科医院。我曾到该院进行过学术交流，介绍了激光近视手术，了解到中医眼科也在积极开展新技术，像尹连荣主任全飞秒激光手术就做得很好。我还去看了唐教授的事迹介绍，因为我一直对中医很尊崇，特别是举世无双的中国金针。

如今，金针已入鞘，现代白内障手术用的是无形的超声刀和激光刀。中国眼科专家的白内障激光联合人工晶状体植入术的操作技术越来越精湛，临床研究也超越了国外同行。随着人工晶状体不断更新，光学效应越来越出色，三焦点人工晶状体等使远、中、近视力得到兼顾，使患者实现了自由用眼。老年眼病之首的白内障，在飞秒激光和超声乳化辅助下，其手术目标已从“看得见”到“看得清”，再到“看得更为舒适”，不消几分钟就可以去除障翳，光明真切在眼前。

2019 年，浙江省医师协会年会“海峡两岸眼科高峰论坛”上，一位百岁老人单曹素玉（宁波市荣誉市民）在宁波市慈善总会设立了“单曹素玉白内障复明慈善公益基金”，捐赠 2000 万用于帮助家庭困难的白内障患者复明。看到这一幕，我不禁眼睛湿润了。敬业的眼科医生们，精益于每一位患者的诊治，让百岁老人的心愿，在一声声叮嘱中达成。我曾到上海广播电台“活到 100 岁”节目做科普，走出演播楼时，我想到小时候总会问“长大了最想做什么”，但很少有人问“若活到 100 岁，100 岁时最想做什么”。人生苦短，唯有光与爱是永恒的。为了消除“可避免盲”，1999 年世界卫生组织和国际防盲协会等提出“视觉 2020，享有看得见的权利”的倡议，我国是最早承诺参加该全球行动计划的国家之一，始终积极推动防盲治盲和眼健康工作。

愿我们不断进步，做好光明使者，让所有人有爱有笑，愿更多人与光明相拥。

复旦大学附属眼耳鼻喉科医院院长
博士研究生导师　周行涛

序　二

“眼睛是心灵的窗户”。眼健康是国民健康的重要组成部分，涉及全年龄段人群全生命周期，是涉及民生的重大公共卫生问题和社会问题。随着我国经济与物质文化水平的发展与进步，眼健康发展已经从以治病为中心向以健康为中心转变。《“十四五”全国眼健康规划（2021—2025年）》（以下简称《规划》）多次提及防治结合和全生命周期服务的重要性，鼓励构建“筛查—诊断—治疗—随访”连续型诊疗全生命周期服务体系。

朝聚眼科集团对内蒙古自治区眼科的发展和大众眼健康做出了重要的贡献。朝聚眼科集团首席专家张旭东领衔专家团队撰写的《爱眼好视力：眼科体检与特检》一书，正是在此前工作的基础上，响应国家号召，践行了《规划》对构建眼病“筛查”体系的要求。

这是一部科学、实用的眼健康科普读物，详细介绍了眼科体检的流程和方法，并且涵盖了眼病筛查、诊断及治疗等相关知识，提出了日常眼部保健措施，以期提高大众的眼健康意识，引导大众科学用眼，预防眼病的发生。本书的出版，不仅可以为医疗工作者了解眼科相关体检知识提供参考，更可以让广大读者获得专业的知识和实用的建议，进而有效呵护自己的眼睛，享受美好生活。

中山大学中山眼科中心作为中国眼科人才的摇篮，长期致力于推动我国眼科学的发展，促进不同地区人民眼健康水平的提升。党的二十大明确指出了“推进健康中国建设”的要求，强调“人民健康是民族昌盛和国家强盛的重要标志”。习近平总书记在中国共产党第二十次全国代表大会上的报告中进一步强调，“深入开展健康中国行动和爱国卫生运动，倡导文明健康生活方式”。广泛开展科学普及活动，提高全民科学素质被视为实现健康中国建设的重要途径。正是基于这一使命，笔者和多位眼科专家共同编写了这本书。

值得一提的是，朝聚眼科集团与中山大学中山眼科中心保持着长期深厚的合作关系，集团内众多知名眼科专家均毕业于中山大学。本人作为中山眼科中心主任兼医院院长，十分荣幸能为本书作序，并对本书的出版致以诚挚的祝贺！

《规划》明确提出将逐步建立健全五级眼科医疗服务体系，着力推动优质眼科医疗资源向基层延伸和覆盖。在此背景下，中山大学中山眼科中心期待与朝聚眼科集团及全国各级医疗机构的眼科同仁携手并进，通过资源整合与优势互补，全面提升眼科诊疗服务水平，共同为推进全民眼健康事业做出积极贡献。

中山大学中山眼科中心主任、眼科医院院长
博士研究生导师　林浩添

序 三

在国家“十四五”规划的宏伟蓝图中，眼健康作为国民健康的重要组成部分，被赋予了新的使命和责任。作为朝聚眼科集团的董事长，我深感荣幸受邀为这部《爱眼好视力：眼科体检与特检》作序。

在党的领导下，我们始终坚持以人民为中心的发展思想，将提高全民健康水平作为工作的出发点和落脚点。本书的出版，正是在这样的时代背景下应运而生，它不仅体现了我们对眼健康事业的重视，更是对国家政策的积极响应和对人民群众眼健康需求的深切关怀。

《“十四五”全国眼健康规划（2021—2025年）》明确了眼健康工作的重点方向，即通过科学规划、系统布局，全面提升我国眼健康服务水平。这一规划不仅体现了国家对眼健康事业的高度重视，也是对眼科医疗工作者的极大鼓舞。本书正是在这一规划的指导下，旨在为广大读者提供一本科学、实用的眼健康科普读物而诞生的。

《爱眼好视力：眼科体检与特检》由朝聚眼科集团首席专家张旭东领衔的专家团队精心编撰。书中不仅介绍了眼科体检的流程和方法，还涵盖了眼病筛查、诊断和治疗的相关知识，以及眼健康的日常保健措施。这些内容对提高大众的眼健康意识，引导大众科学用眼，预防眼病的发生，具有重要的指导意义。

我们朝聚眼科集团始终秉持“以患者为中心”的服务理念，致力于眼科医疗技术的创新和服务模式的优化。本书的出版正是我们响应国家“十四五”眼健康规划的具体行动，也是我们为提高全民眼健康水平，构建健康中国贡献力量的实际举措。

在此，我要感谢所有参与本书编写的专家和医护人员，他们的辛勤工作和无私奉献，使得本书顺利出版面世。同时，我也期待广大读者能够从中受益，守护好我们的心灵之窗，让光明与健康同行。

希望我们携手并进，以本书为桥梁，共同推动眼科健康事业的发展，为实现健康中国的目标贡献力量。

朝聚眼科集团董事长　张波洲

前　言

党的二十大明确指出了“推进健康中国建设”的要求，强调“人民健康是民族昌盛和国家强盛的重要标志”。习近平总书记在中国共产党第二十次全国代表大会上的报告中进一步强调：“深入开展健康中国行动和爱国卫生运动，倡导文明健康生活方式。”广泛开展科学普及活动，提高全民科学素质被视为实现健康中国建设的重要途径。

为了满足眼健康科普跟上眼健康快车道的需求，通过眼科体检实现眼病的“早发现、早诊断、早干预”，以提高和保护大众的视觉健康为目标，帮助大家更好地了解眼睛、预防眼病，并提高防治眼病知识的普及率，笔者联合多位眼科专家共同编写了这部眼科健康科普书。

随着我国人口老龄化进程的加速，与年龄相关眼病的发病率不断增加；再加上手机等电子设备的普及应用，大众过度使用眼睛引发的眼健康问题不容忽视。因此，眼健康科普和眼科体检工作变得愈发重要。关注和普及大众眼健康知识的意义重大。科普知识不仅赋予人爱的力量，还为人们带来健康和光明，赋予人们健康的智慧和信心。本书聚焦大众眼健康的实际需求，旨在传播最实用的眼健康知识，希望每个人都能拥有一双健康明亮的眼睛。

目前，眼科体检已成为一种安全、经济、方便且快捷的眼科检查手段，先进的检查设备能提供精准的检查结果。在我国，眼科健康体检工作如雨后春笋般蓬勃发展，已形成一股强大的力量。随着体检队伍的不断壮大，专业人员的素质和技能也在不断提升，眼科体检工作愈加规范和完善。眼科体检为大众的眼健康提供了优质的服务和保障，必将发挥重大的社会效益，为人民的眼健康做出贡献。

我们的力量和信心源于前辈们对我们这一代人的教育、鼓励和厚望。我始终铭记我的伯父、朝聚眼科集团创始人张朝聚先生对我们的严格要求和深切期望。他曾说："为了眼科科技的进步，为了人民大众的眼健康，为了眼科技术的发展，要多发表好论文，多出版好著作。"1989 年，当我第一部著作《老年眼病的科学防治》出版时，我将其赠予他，他拉着我的手兴奋地说道："这就是希望！继续努力。"

这一切始于兴趣，久于热爱。通过坚持付出、勤奋努力和不断追求，我在探索中逐渐收获。我认为，做好传承和弘扬是对前辈最大的孝顺与感恩，奉献于人民大众是我们最大的快乐，奉献于眼科事业则是我们最大的幸福。我热爱眼科科普写作，怀着信心和热情投身于这项工作，为关爱眼健康的大众，以及广大基层眼科同仁和体检医生做实事一直是我的心愿。因此，编写这部眼科健康科普书的想法应运而生。这是我撰写的第八部眼科著作，书中蕴含着我对光明与爱的执着追求。

本书内容丰富、形式新颖、简洁明了、通俗易懂，方便随身携带和查阅，希望能成为关注眼健康读者的良师益友，为大家提供有益的指导与爱眼知识，助力实现"健康中国"和"健康视觉"的理想目标。

沧海一粟，吾生须臾。在此，我要感谢复旦大学附属眼耳鼻喉科医院的周行涛院长、中山大学中山眼科中心的林浩添院长，以及朝聚眼科集团的张波洲董事长对本书提出的宝贵指导建议并作序推荐。在本书的编写和出版过程中，我还得到了旭东眼科医院李玲钰院长的鼎力支持，以及中国科学技术出版社的大力协助，特此表示最诚挚的谢意。

张旭东

致体检医护人员

朝向光明　聚集希望

眼科体检工作面向大众，肩负着保障公众眼健康的重要责任。正如所言："医贵于精、业贵于专，技能报国、医心筑梦。"眼科体检的医护人员在工作中常常面临单调而枯燥的检查任务，但他们始终以热情、耐心和认真负责的服务态度，追求真实与准确，专注于每一个细节。医护人员与时代同行，以爱心点亮大众的眼健康之路，致力于实现光明的梦想，真正贴近百姓的需求，树立为大众服务的价值观，这是他们的责任和使命。

我祝愿年轻一代的体检医护人员能够赴青春之约，共展青春风采，成为眼中有光、肩上有责、心中有爱的新时代人才。

致敬所有为人民眼健康做出贡献的人!

谨以此书献给

关注眼健康的普通大众、眼病患者、体检医护人员、全科医生及基层眼科医生。

目 录

眼科检查篇

开启光明 走近光明 享受光明

眼病诊断筛查篇

探索眼睛奥秘　期待光明未来

眼保健篇

爱眼护眼　大家都有一双健康明亮的眼睛

眼科检查篇

开启光明　走近光明　享受光明

第 1 章　眼科体检的意义

眼科体检工作是我国防盲治盲全民眼健康的基础工程和民生工程，关系着 14 亿大众的眼健康，是人民健康的福祉和保障。《"健康中国 2030"规划纲要》把提升居民的健康素养作为了一个非常重要的战略目标，2023 年国民视觉健康论坛发出"全民眼健康良好生态"的倡议。为了实现眼健康目标，普及健康知识，提高全民的健康素养是提高全民健康水平最根本、最经济，也是最有效的措施。

认识我们的眼睛

一、"触目惊心"的眼科数字

1.3 亿人、2.4 亿人：2020 年成年白内障患者 1.3 亿人，预计到 2050 年白内障人群超过 2.4 亿人[①]。

① 中华医学会糖尿病学分会视网膜病变学组．糖尿病相关眼病防治多学科中国专家共识（2021 年版）[J]. 中华糖尿病杂志，2021，13（11）：1026–1042.

2100 万人、567 万人：2020 年我国青光眼患者的人数估计为 2100 万人，致盲人数可达到 567 万人[①]。

62%：2 型糖尿病患者有 62% 患白内障[②]。

51.9%、81.2%：2022 年中国儿童、青少年总体近视率[③]为 51.9%，高中生达 81.2%。

34.6%、10.2%：全球糖尿病患者中 34.6% 出现糖尿病视网膜病变，10.2% 的人视力受损[④]。

32.95%、15.29%：湿性老年性黄斑变性中有 32.95% 造成低视力，15.29% 引起眼盲[⑤]。

31.3%、12.8%：我国西部及东部地区干眼症的患病率[⑥]达 31.3% 和 12.8%。

---

① 中华医学会眼科学分会青光眼学组，中国医师协会眼科医师分会青光眼学组 . 中国青光眼指南（2020 年）[J]. 中华眼科杂志，2020，56（8）：573–586.

② 中华医学会糖尿病学分会视网膜病变学组 . 糖尿病相关眼病防治多学科中国专家共识（2021 年版）[J]. 中华糖尿病杂志，2021，13（11）：1026–1042.

③ 中华医学会眼科学分会眼视光学组，中国医师协会眼科医师分会眼视光专业委员会 . 低浓度阿托品滴眼液在儿童青少年近视防控中的应用专家共识（2024）[J]. 中华眼视光学与视觉科学杂志，2024，26（09）：641–648.

④ 中华医学会糖尿病学分会视网膜病变学组 . 糖尿病相关眼病防治多学科中国专家共识（2021 年版）[J]. 中华糖尿病杂志，2021，13（11）：1026–1042.

⑤ 崔珊珊，邹燕红 . 重视老年性黄斑变性患者的视觉康复治疗 [J]. 中华眼科医学杂志（电子版），2018，8（2）：49–55.

⑥ 韦振宇，刘含若，梁庆丰 . 我国干眼流行病学的研究进展 [J]. 中华眼科医学杂志（电子版），2020，10（1）：46–50.

将“触目惊心”的眼科数字题目安排在文首，是想让大家了解一下目前发病率和致盲率较高的眼病。此外，由于电子产品的普及和过度用眼越来越严重，加之营养过剩、运动减少等因素，使许多相关眼病的发病率还在持续增加。在此提醒大家：一定要增强眼健康意识，人人都要积极爱护眼睛，重视眼科体检和眼睛保健。

二、眼球结构及功能

眼球为人体重要的视觉器官，略呈圆形，前后径平均为24mm。位于眼眶的前部，前面有眼睑保护，后面和四周受眼眶骨壁的保护。眼球的后端有视神经与大脑相连。它的结构由球壁及其里面的眼内容组成（表 1–1）。

表 1–1　眼球的结构

眼球的解剖		结构分层
纤维层	角膜	①上皮细胞层；②前弹力层（Bowman 膜）；③基质层；④后弹力层（Descemet 膜）；⑤内皮细胞层
	巩膜	①巩膜上皮层；②巩膜实质层；③巩膜棕黑板
	前房角	① Schlemm 管；②小梁网；③巩膜突、虹膜突；④ Schwalbe 线
葡萄膜	虹膜	①内皮细胞层；②前界膜层；③基质层；④肌肉层；⑤色素上皮层；⑥内界膜层
	睫状体	①棕黑板；②睫状肌；③血管层玻璃；④玻璃膜层；⑤上皮细胞层；⑥内界膜层
	脉络膜	①脉络膜上腔；②大血管层；③中血管层；④毛细血管层；⑤玻璃膜（Bruch 膜）

（续表）

眼球的解剖	结构分层
视网膜	①视网膜色素上皮；②视杆与视锥层；③外界膜；④外核层；⑤外丛状层；⑥内核层；⑦内网状层；⑧神经节细胞层；⑨神经纤维层；⑩内界膜

眼球的结构非常精密（其光学原理犹如全自动照相机），眼球各部组织比较脆弱，功能微妙，而且大部分暴露在外面。因此受外界损伤的机会较多，也可因细菌、病毒等致病微生物侵入导致眼部感染，严重者可导致视力障碍甚至失明。此外，眼与全身是统一的整体。许多全身性疾病也可引起眼睛的病变。

（一）眼球壁

眼球外壁由坚韧的纤维膜组成，构成眼球完整封闭的外壁，起到保护眼内组织、维持眼球形状的作用，内壁由葡萄膜和视网膜组成。

（二）眼球内容物

眼球内容物包括房水、晶状体和玻璃体，具有屈光作用，与角膜共同构成屈光系统。

- 房水：房水是一种透明的液体，充满前房、后房，并能维持眼内压。除有屈光作用外，还有营养角膜、晶状体和玻璃体的作用。
- 晶状体：晶状体位于虹膜的后面，玻璃体前面，是一双凸面、无色的透明体。晶状体厚度为 4～5mm，直径 9～10mm，具有可塑性，能产生屈折光线的作用。随着年龄的不断增加，晶状体的皮质增厚，晶状体核变大、变硬，导致调节力下降，出现老视。因年龄增加，晶状体混浊，视力障碍，称为老年性白内障。由于外伤导致晶状体混浊，称外伤性白内障。

- 玻璃体：玻璃体为透明的胶质体，主要成分为水，在晶状体和视网膜之间，充满眼球后部 4/5 的玻璃体腔内，除有屈光功能外，对其周围的组织有支撑作用，其营养来自脉络膜和房水。玻璃体本身代谢率低，无再生能力。

（三）眼球结构（图1-1）及功能

- 结膜：薄而透明的黏膜，覆盖在眼睑内面，巩膜表面。
- 角膜：透明，眼球前部（黑眼珠）。
- 巩膜：位于眼球外部，质地坚硬，白色不透明的纤维膜。
- 虹膜：调节进入眼内光量的色素膜，形成瞳孔。
- 房水：眼房内无色透明液体。
- 睫状体：产生房水并调节晶状体。
- 晶状体：透明，调节光线的屈光间质。

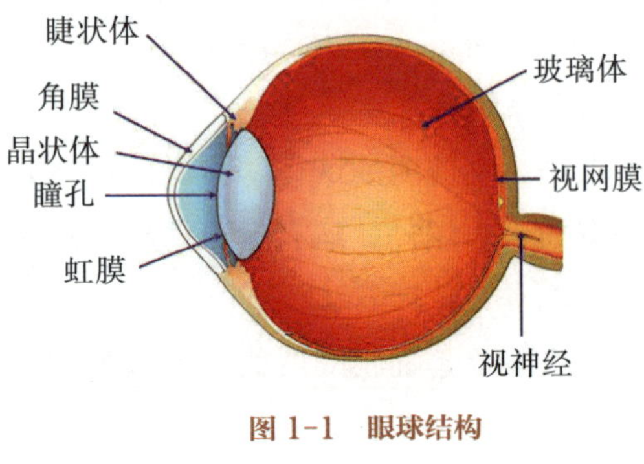

图 1-1　眼球结构

- 脉络膜：视网膜和巩膜之间的血管层。
- 玻璃体：呈透明胶状样，填充眼球后部。
- 视网膜：眼球内层，包括光敏的视锥细胞和视杆细胞。
- 黄斑：视网膜无血管区域，视力最敏感的区域。
- 中心凹：黄斑中央的凹陷区域，与中心固视对应。
- 视神经：将视觉刺激从视网膜传递到大脑。

让眼科体检走进生活

随着社会的进步和经济的蓬勃发展，大众的健康水平和健康意识得到了显著提升。然而，在电子时代背景下，电脑和手机的过度使用给眼健康带来了诸多隐患。眼科体检作为评估个人眼健康状况的重要手段，能够通过现代化的科技手段（包括先进眼科设备和诊断技术）以及体检后专业眼科医生的健康指导，帮助人们科学地掌握眼睛保健知识。

眼科体检的核心价值在于：对早期发现的眼部异常体征或疾病做出准确判断，并采取有效的处理措施，实现眼病的早发现、早干预、早治疗，从而最大限度地减少眼病对视觉功能的损害。基于此，我们可以将眼健康维护分为两大核心领域：第一是眼科体检，这是守护眼健康的首要防线；第二是日常眼保健，这是维持长期眼健康的重要保障。只有将它们有机结合，才能构建起全方位的眼健康防护体系。

一、眼科体检：维护眼健康的主力

随着社会经济的快速发展和科技进步，大众的健康水平和健康意识显著提升。然而，电子时代的到来也带来了新的挑战，电脑和手机的过度使用对眼健康造成了诸多隐患。眼科体检作为眼健康管理的重要环节，能够通过现代化的科技手段（如先进的眼科设备和诊断技术）以及专业医生的健康指导，帮助人们全面了解自身眼健康状况，实现早发现、早干预、早治疗，从而减少眼病对眼睛的损害。可以说，眼科体检是维护眼健康的主力。

《黄帝内经》有云："圣人不治已病治未病"，强调在疾病发生之前进行预防和调养的重要性。实践早已证明：定期体检是早期发现疾病的最佳途径，能够捕捉到疾病的蛛丝马迹；体检是健康的基石，是最有效的健康策略；体检是最经济的健康投资，帮助人们成为自身健康的"第一责任人"。

"宜未雨而绸缪，毋临渴而掘井。"通过定期眼科体检，不仅可以在疾病发生前进行有效预防，还能在疾病初期及时控制其发展，防止复发和产生并发症。现代体检的理念正是对"治未病"智慧的传承与实践，因此越来越受到健康意识日益增强的大众青睐。

二、守护眼健康：从个人到社会的共同责任

眼健康不仅需要定期体检，还需要通过广泛的科普宣教提升大众的爱眼护眼意识。通过以浅显易懂、易于接受的方式向

社会大众传播科学知识。近年来，医疗机构也在不断提升眼健康管理和服务能力，结合“互联网 + 医疗健康”模式，提供更加精准和个性化的眼健康服务。

眼健康是全民健康的重要组成部分，需要政府、社会和个人共同努力，形成合力。具体而言：支持眼科普通体检由医疗机构免费进行，降低大众参与眼健康管理的门槛；将特殊检查（简称特检）项目纳入国家医保报销范围，减轻患者经济负担，提高眼健康服务的可及性和公平性。

这些措施不仅有助于早期发现和干预眼病，还能推动眼健康管理的普及和落实，真正实现“健康中国”的战略目标。目前，眼健康管理正迎来新的发展机遇，通过眼科体检、眼保健以及科普宣教的有机结合，我们能够更好地应对电子时代带来的眼健康挑战，推动医疗卫生事业迈向新时代，为大众的眼健康保驾护航。

三、眼科体检与特检的概念

眼科体检是指通过一系列标准化的检查项目，对眼睛进行全面的健康评估。简单地说，眼科体检是眼健康检查，其目的是为了解每个人的视功能状态，例如，在裂隙灯显微镜上观看眼部有无异常和病变，有利于发现早期的眼部疾病和潜在的健康问题。眼科体检方法简便、无创、无痛苦，而且经济，是一项眼科基础检查方案，适用于大众。

眼科特检是针对特定眼部疾病或症状进行的更深入、更专业的检查，如角膜地形图检查、眼底血管荧光造影检查等。医疗诊断，通过眼科体检如果疑似眼部有病变，诊断不清，就需要做眼科特检。医生可根据你的具体情况决定做哪些相应的检查，直到明确诊断。特检通常需要更专业的设备和经验丰富的医生进行操作，以确保检查结果的准确性和可靠性。

以上两种不同功能的眼科检查项目，可以为人们提供更全面的眼部健康评估和个性化的治疗建议。

四、眼科体检的社会效益

眼睛是视觉器官，是心灵的窗口，也是获得智慧的源泉。眼睛的结构犹如高级自动对焦照相机，人所感受的信息 80% 来自视觉。因此，我们要像爱惜生命一样爱惜眼睛。

一生一世一双眼、一心一意爱护眼、一分一秒呵护眼、一点一点保护眼……眼科体检犹如汽车需要定期检修保养一样（图 1–2），可收到不可估量的社会效益：①预防眼病，无病早防，有病早治；②大众学习眼科普知识，纠正不良的用眼习惯，做好个人眼保健，可有效降低眼病的发生率；③患有严重的眼病不仅令本人痛苦，还会拖累家人，甚至可能还会给社会

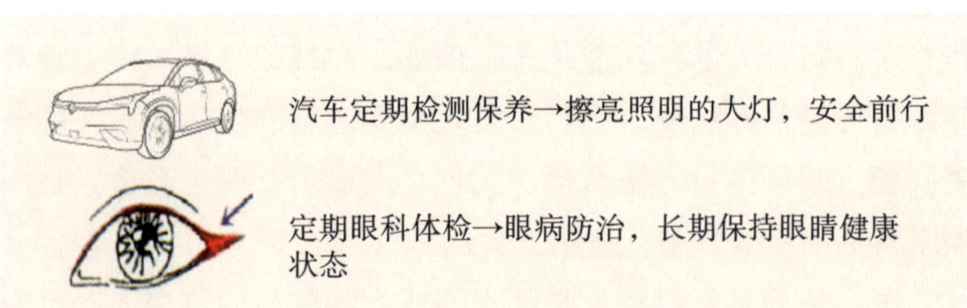

图 1–2　汽车保养与眼科体验

造成负担，因此，眼科体检不是个人受益，而是整个家庭和社会受益。

五、眼科体检的经济效益

2010 年 WHO 数据显示，视力受损者已达 2.85 亿人，盲人为 3926 万人，因白内障、青光眼、年龄相关性黄斑变性及糖尿病视网膜病变而视力受损总人数分别为 33%、2%、1% 及 1%。不同经济地区、不同年龄人群及早期干预治疗者盲患病率明显不同。盲和视力受损是世界范围内的严重公共卫生、社会和经济问题。所以眼科体检防盲治盲很重要。

眼科体检在经济上具有显著的效益。通过早期发现和治疗眼部疾病，可以避免高昂的医疗费用和长期的治疗过程。此外，眼科体检还能提高工作效率和生活质量，减少因视力问题导致的工作失误和意外事故。因此，投资眼科体检不仅能够为个人带来健康上的好处，还能为社会节省大量的医疗资源和经济成本。

眼科体检所付出的费用是有限的，目的就在于花小钱，省大钱，因为治疗眼病所支付的医疗费用和痛苦是成倍的。所以说眼科体检的目的之一是减少国家医保及个人重大眼病医疗费支出。

在过去，一般人总是要等到疾病出现症状才会去寻求治疗。眼科体检工作就是走预防为主的路线，使大众提高健康意识，做好预防保健，不生病、少生病，生病后能早发现、早治疗，减少更多的医疗费用支出。

眼睛的健康状态

眼科体检是经济、简单的检查方法，也是眼科诊疗的第一步。

如果将眼睛的健康状态用一台机器的仪表盘灯或交通信号灯来比喻，即“绿灯”为健康，“黄灯”为亚健康，“红灯”为病态，“关灯”为失明（盲）。体检后，医生会为你亮什么灯呢？

希望大家的眼睛“绿灯”常亮。

一、眼睛健康状态：绿灯

眼睛健康状态是以没有眼生理缺陷、功能异常为条件，在此基础上拥有良好的视觉体验。

（一）正常眼睛外观

眼球转动自如、眼睛明亮润泽、无充血、无水肿、白眼珠（巩膜）清澈（无血丝）、视觉反应敏捷、双眼位置对称、眼睑无红肿、皮肤无脱屑、眼周不发炎、睫毛不脱落、无黑眼圈、眼部无异常分泌物，以及眼球无突出和内陷等。

（二）正常视功能

双眼远视力、近视力（1.0）、视野、辨色力、暗适应能力、双眼立体视觉、夜视力正常（无夜盲）。

（三）眼部无任何不适症状

双眼无视力疲劳、无飞蚊症、无干涩、无溢泪、无复视，以及视物没有变形、变色等。

二、眼睛亚健康状态：黄灯

“黄灯”代表眼睛的亚健康状态。亚健康是健康与疾病之间的一种生理功能低下的状态，如果不能科学地自我调适和自我保护过度用眼，容易进入病态。眼睛亚健康状态人群，眼表轻度异常，感觉不舒服，化验、仪器检查都没问题，也达不到需要治疗的标准。常见眼表异常表现为视疲劳，黑眼圈，频繁眯眼、眨眼，巩膜暗浊、变黄、红肿、胬肉，瞳孔暗灰、没有光泽，双眼无神，见风流泪，分泌物增多，眼干涩常挤眼等。有以上症状时，建议多闭眼休息或到户外望远，如有必要可到医院做眼科体检。

眼健康亮“黄灯”，应该及时做眼睛保养、检查和“维修”。如不及时维修（治疗），很可能会亮起“红灯”（疾病）或“关灯”（致盲）。机器坏了要进厂大修，更换零件或“报废”，人组织和器官没那么方便想换就换，由于部件（人的组织和器官）来源缺乏（如角膜材料等），目前只能做角膜移植、人工晶状体植入、干细胞移植等。

“配件不如原件好”，希望我们科学合理地用眼，不让眼的零件损坏，不出或少出故障，永葆健康状态。

三、眼睛疾病状态：红灯

（一）典型的“红灯”状态

1. 突然感觉视物模糊，有黑影遮挡视线；短时间突然发病，且有高血压，动脉硬化病史。

2. 50 岁以上的人，眼前突然出现黑矇。

3. 短时间内视力下降得很快。

4. 看东西变形，视野缩小，有暗影，对色彩敏感度下降，看书看报有困难。

5. 感觉眼前有黑的漂浮物，像小蝌蚪、蜘蛛网或黑帘。

6. 发现视力下降，戴眼镜也不能提高。

7. 眼睑下垂，眼球突出。

8. 眼睛红肿，怕光流泪。

9. 严重的眼外伤。

（二）应定期体检的四类人群及眼病患者

1. 40 岁以上的亚健康人群。

2. 患有近视（特别是高度近视，进行性近视出现眼底改变者）、远视、斜视、弱视等眼病的青少年和儿童。

3. 慢性眼病（如青光眼、慢性葡萄膜炎、眼底病变等）患者。

4. 做过屈光手术、青光眼手术、视网膜脱离手术等，应定期做眼科体检。

四、眼睛失明：关灯

一生拥有健康明亮的眼睛是人们共同的期盼。盲人无法看到世界的色彩，面临种种困扰和痛苦。盲分为可治盲、不可治盲，及时为可治盲（白内障）的盲人提供医疗服务，让他们恢复视力，帮助他们和正常人一样的生活意义重大。

盲很多是先天的，是无法选择的。但如果是后天生活、工作不注意眼保健（养护）或外伤导致，无疑是致命的打击，因此必须及时就医和科学眼保健，促进恢复眼健康。

五、普及眼科体检知识

（一）眼科体检存在的几个常见误区

误区一：自信自己视力好，眼科体检可查可不查。

误区二：一次眼科体检，3～5 年不用再查。

误区三：眼睛小毛病体检后不复查，认为没必要。

误区四：体检报告随手扔，不留存保管。

（二）转变思想观念、关注眼健康

很多人对眼科体检意识不强，多因为眼睛没有太强烈的异常症状。其实，眼睛的健康状态不能单纯依靠症状评估，无论眼睛是否有异常症状，处在不同年龄阶段，该体检还是要体检，特别是老年人更要眼科体检。不少老年人的眼病之所以严重，多因为平时没有眼科体检意识，从而延误了治疗。下面介绍一下正常人眼科体检的建议频率（表 1–2），供大家参考。

表 1-2　正常人眼科体检的建议频率

年　龄	频　率
≥65 岁	每 1～2 年 1 次
55—64 岁	每 1～3 年 1 次
40—54 岁	每 2～4 年 1 次
<40 岁	每 5～10 年 1 次

眼科体检的常规流程

不同情况的眼科体检者，可能对体验流程、目的、注意事项有不同的困惑。体检医生可以根据他们的自身情况和体检目的进行指导和告知，使其更好地配合体检，达到满意的体检目标。

一、眼科体检机构的选择

选择眼科体检机构应根据自己眼部的健康状况和自身的经济状况来选择。首选设备先进、技术好、服务好、收费合理、专业化强的体检机构。

- 二级以上综合医院眼科门诊部眼科体检中心：二级以上综合医院除眼科体检外，其他全身的检查和化验项目比较齐全。根据自身情况可以同时选择眼科相关的全身检查项目。

- 眼科专科医院体检中心：眼科专科医院的检查设备先进，特检人员专业如在体检过程中发现眼病相关问题可直接咨询眼科专家，并及时走绿色通道进行会诊和治疗。

选择体检机构还要注意 5 个合法性：①体检机构的合法性；②体检项目的合法性；③体检地点的合法性；④体检人员的合法性；⑤体检设备的合法性。选择体检前注意到以上诸多的“合法性”，才能更好地保护好自己的基本权利，并保证体检结果的真实性和准确性。

目前，我国防盲治盲工作以多样化形式开展，基层已形成县、乡、村三级眼病防治网，防盲治盲工作已纳入我国初级卫生保健体系，眼科体检工作在各级医疗机构已形成常态化、规范化，承担着国民眼健康体检服务工作，为大众眼健康保驾护航。做眼科体检，除了大家主动去体检中心，在内蒙古自治区巴彦淖尔市还有一支巡回眼科体检队，他们承担着社区、农村、牧区、学校及厂矿的眼科体检工作。这支巡回眼科体检队，随身携带实用、简单的眼科检查仪器，依据自身丰富的临床经验，深入基层进行眼科体检和筛查工作。为不方便去医院的人们送去眼健康知识和光明，深受广大人民群众的欢迎。

二、眼科体检机构需满足的基本条件

（一）完善的管理制度

1. 体检机构应建立完善的体检报告管理制度。体检报告应由主检医师审核签字，并逐步实现体检服务的电子自动化管理，确保体检信息的真实、完整、准确，安全保密，不得擅自泄露受检者的个人隐私信息。

2. 眼科检查设备，特别是特检设备精密，要求眼科技师和眼科医师在完成大学专业课程后，还要进行3个月的集中训练学习，经考核及格才能参与眼科体检和特检工作。而且一些设备需要专人专用，定期保养，以保证设备的正常使用和精准检查结果。

（二）良好的专业素养

专业体检人员资质要求：①体检技术人员应取得执业医师资格证、医师执业证书，经所在地卫生行政部门注册，从事2年以上同一专业眼科临床工作者；②责任心强、爱岗敬业、吃苦耐劳；③专业技术过硬，工作能力和学习能力强；④服务态度好，热心，能有效沟通。

（三）分级眼科体检机构、眼科体检器械和设备

医院分级及眼科体检常用器械见表1–3。

表1–3　眼科体检常用器械

级　别		眼科体检器械
三级	三甲综合医院	视觉电生理、眼科A/B超声诊断仪、OCT/OCTA、眼底血管造影照相、自动视野计、干眼分析仪、同视机、综合验光台、裂隙灯显微镜（带照相机系统）、非接触眼压计、电脑视野计、角膜地形图、角膜曲率仪、角膜内皮细胞计数、UBM、免散瞳超广角激光扫描检眼镜等
	三级眼科医院	

（续表）

级　别		眼科体检器械
二级	二甲综合医院	视觉电生理、眼科 A/B 超声诊断仪、OCT、眼底血管造影照相、自动、电脑视野计、干眼分析仪、同视机、综合验光台、裂隙灯显微镜、非接触眼压计、角膜地形图、角膜曲率仪、角膜内皮细胞计数等
	二级眼科医院	
一级	乡镇、街道医院	眼科 A/B 超声诊断仪、眼底血管造影照相、弓形视野计、裂隙灯显微镜、压陷式眼压计、直接检眼镜、电脑验光仪、配镜箱、视力表、带状光检影镜等
	眼科门诊、诊所	
基层	卫生室	手持放大镜、手持裂隙灯 *、验光排镜、直接检眼镜、视力表、手持视野计、压陷式眼压计、聚光手电筒、色盲检查图、阿姆斯勒方格表等
	巡回眼科体检队	
	村医、校医、厂医	

*. 手持裂隙灯轻巧易带，检查方便快捷，适用于巡回眼科体检队进行流动性眼科体检、眼科筛查，更适用于老年人、儿童等配合不好者进行眼科检查

三、体检项目的选择

根据自己的视力、眼部外观和自觉症状选择适合自己的眼科体检项目，通常医生会给你量身定制个性化的体检方案。眼睛没有自觉症状（如视力正常）做常规普通眼科体检即可。如果视力下降或眼部有其他症状，应在医生的指导下做选择性的特殊眼科检查。如果对眼睛情况无法确定，需要进一步做全身检查，应听从医生的建议，避免误诊、漏诊，耽误病情。

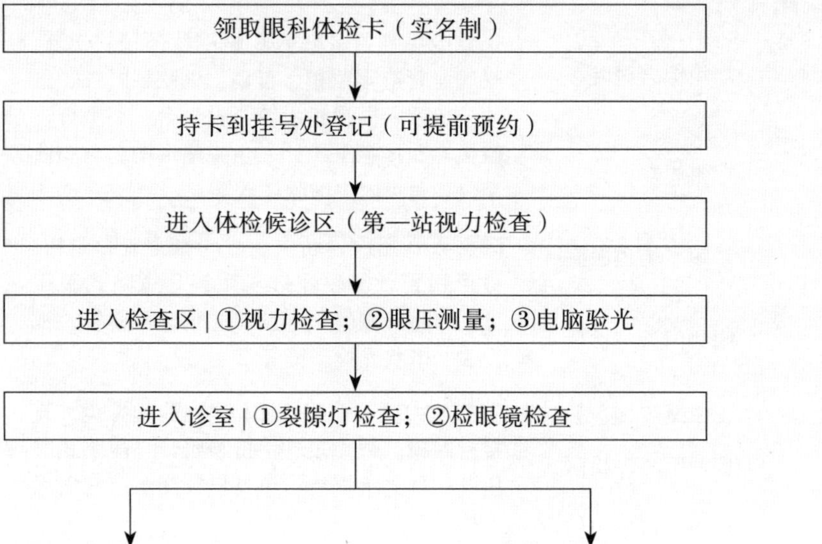

图 1-3　眼科体检、特检流程

四、眼科体检流程

不同级别的医院预约方式和体检流程（图 1–3）有所差异，通常有：①现场预约；②网上预约（微信公众号或 APP）；③团体预约等。无论哪种预约方式，均有专业导医人员为您服务。

- 个人体检流程：凭身份证打印体检导诊单，在工作人员引导下在相关检查室等候体检（大厅备有饮水、眼健康科普手册可随时阅读）。体检结束后，领取体检报告单。
- 团体体检流程：按照团体体检预约时间，凭身份证统一到预约前台打印体检引导单，在工作人员的指导下，有序等候完成眼科预定体检项目。体检报告单由团体负责人统一领取。
- 特殊人群体检流程：对某些特殊的行业、特殊的人群，要有针对性、多项目眼科检查，并制订个性化的眼科体检流程。

五、眼科体检注意事项

（一）来医院前的准备

1. 体检前应避免剧烈运动，保持充足睡眠，不要饮酒，放松心情。

2. 需要抽血化验的患者（采血需要空腹）当天早上应禁食、禁水。

3. 高血压、糖尿病等慢性病患者不能因体检而停药，可在采血后及时服药，不可因体检而干扰常规用药和治疗。

4. 女士体检当天应注意眼部不要化妆，不要涂眼影、口红，以免遮挡眼睑及口唇皮肤病症，影响体检结果，不要佩戴隐形眼镜（美瞳），如有屈光不正戴镜者，应戴眼镜参加眼科体检。

5. 如果你曾做过眼部整形手术，为保证体检结果的正确，最好主动向医生讲明。

6. 因眼病曾就诊过的患者，体检时应携带以往的就诊病历、所有检查单及近期使用的药物，有利于医生提出进一步的治疗方案。保存好体检报告结果，以便和下次体检结果做对照，也可做就医时的参考资料。

7. 随身携带身份证或医院就诊卡。

（二）到医院后需要做的事项

1. 如实填写眼科体检表和眼科健康问卷（表 1–4）。

2. 对患有眼病的患者应该真实向体检医生陈述病史及用药史。

3. 做好以上两项后，等候检查。

4. 体检项目全程完成后，领取体检报告单。

5. 检查如有异常，专业眼科医生会为你做个性化眼病预防保健或诊疗指导（进一步的检查，推荐相关专家等）。

医院多制订了科学的眼科体检流程路径，各检查站点设置明显的指示标志，检查者按流程和指示进行眼科体检，全过程需要大约 30 分钟。

表 1-4　眼科体检表不能忽视的填写内容

项　目	说　明
年龄	与年龄相关的眼病，根据诊断结果或疾病的严重程度，不同的年龄段的患者有不同的治疗建议和保健侧重点
性别	许多眼病的发生发展和预后与性别有直接关系，所以性别要填写清楚
民族	多民族聚集的特点会导致不同民族基因、生活习惯不同，易患的疾病也不同。由于地理环境的影响，可能导致眼病的流行学变化
既往史	既往患过的全身性疾病或眼病可能会留下“后遗症”，即使疾病已经治愈，还会给组织结构及功能带来一定的影响。体检时如不填写，医生在毫不知情的情况下会影响诊疗效果
个人史	个人的职业、工作环境、嗜好、婚史、生育史、家族史等信息可以帮助医生了解体检者的基本情况，为体检者提供日常保健指导。也可以帮助患者准确找出病因，并提出个体化的治疗建议
联系方式	便于联系，如发送体检报告、健康指导等

六、眼科体检的消毒流程

- 检查者手的消毒：体检医生检查每位患者前后要用洗手液清洗双手，并用 75% 酒精凝胶喷雾消毒。
- 遮眼板的消毒：每位眼科体检者的第一步都要查视力，使用遮眼板，所以遮眼板的消毒非常重要。消毒方法如下：使用 1：1000 苯扎溴铵溶液浸泡消毒（一人一消毒，可消毒多个备用，不耽误使用）。

- 其他检查器械的消毒：检查器械的下颌托架、额托头架、检查扶手、超声探头、检查电极等接触眼部的部件，用75%酒精消毒巾擦拭消毒，检查前后各消毒一遍。
- 检查用药品的消毒：常用的有荧光素钠、表面麻醉药、散瞳药等，使用一次性的包装，严禁污染再用。

眼科体检时应严格注意消毒流程，防止交叉感染。特别是体检医生的手、器械和患者接触的地方应严格执行消毒程序，以免沙眼、流行性角膜结膜炎、急性细菌性结膜炎（俗称红眼病）等传染性眼病的交叉感染和流行。

七、体检后的注意事项

由于眼科体检报告是眼睛检查的重要信息，不管体检报告是否正常，都要好好保存，切勿乱扔，以便体检后进行咨询。

如果经眼科体检后发现眼睛属于亚健康状态，医生会开具眼健康处方（相关眼健康知识），以纠正不良的用眼习惯，指导眼睛保健，使眼睛尽快恢复健康状态。

如果经眼科体检判断患有眼病，应及时到眼科就诊、治疗。

专家提示

- 眼科所做的检查都是无创、无痛的，请不要有恐惧心理；听从体检医生的建议和意见；查看体检报告时要注意每一条结论，以及后面相对的健康建议和指导内容；将体检报告妥善保管。

● 拒绝过度检查：如何选择适合自己的眼科体检项目，是大多患者拿不准的问题。眼科检查内容和项目繁多，全部做下来可能需要一定时间，一般是没有必要的。如果视力正常且没有其他眼部不适症状，做个普通眼科体检即可。

● 医疗机构重复检查问题将通过医疗保健信息全国互通共享上取得标志性进展。全国所有二级以上公立医院将要实现检查、检验结果跨机构调阅，可有效节约检查费用，是利国利民的好事。

八、需要转诊的眼睛情况

体检医生提出建议，对复杂、诊断不清的眼病，需要进一步检查，及时治疗。如果所在医院或基层诊所条件所限，应转眼科专科医院或三甲医院眼科会诊治疗（嘱患者随身携带眼科体检报告单）。

建议转诊的眼病如下。

1. 风险因素较高的可疑青光眼及确诊的青光眼。

2. 需要做治疗的糖尿病视网膜病变、视网膜血管栓塞、视网膜脱离、黄斑裂孔等眼底病。

3. 可疑有球内、眼眶肿瘤者。

4. 外伤不是简单的擦伤，严重的眼球挫伤或伴有眼内异物、眶内异物者。

5. 白内障患者手术有意愿，但眼后段检查及视觉电生理有异常者。

6. 视力矫正差，伴高度近视、眼底有并发症、圆锥角膜等。

7. 感染性眼病，不能治疗，或治疗3～5天无效，或病情恶化的患者。

专家提示

体检结论是对受检者健康状态的概括和总结，是医生根据各项体检结果经过综合分析，对受检者开的健康处方。对其不良的用眼习惯、生活习惯，预防和治疗眼病具有重要的指导意义。有些受检者对眼科体检过程较为重视，却忽视了体检结论，没有仔细阅读和认真实施，使眼科体检失去了意义。

- 眼科体检正常，无眼部异常症状者，除经常做好眼保健外，建议每2～3年做一次眼科体检；眼部有不适症状时，应及时检查。

- 眼科体检正常，但自觉有眼部不适症状的亚健康人群，除每年做1～2次眼科健康体检外，应请眼科医生给予眼健康的指导或干预治疗。

- 眼科体检有异常或查出眼病的患者，应及时到专科医院进一步检查确诊。听从医生的指导和建议积极配合治疗，同时做好眼保健，定期做好眼科检查。

第 2 章　眼科体检项目

受检者应该做到“我知晓、我支持、我配合”，在眼科体检检查中积极配合检查医生的提示和要求，可达到精准的检查结果。为提高工作效率和提升诊断的准确性，医护人员在检查前应向患者及家属解释检查的目的、方法及注意事项，以取得积极配合。各项眼科检测项目的进行应由浅入深，由表及里依次进行检。

视力检查

一、视力检查设备

（一）远视力检查

标准对数视力表，又称 E 字形视力表（图 2-1），图形视力表及点状视力表等。检查时应有充分的照明，检查与记录时均按先右后左的顺序，戴镜患者需分别检查裸眼及矫正视力，检查距离为 5m，视力表上 1.0 行与患者被查眼等高，由上而下逐行检查。

（二）近视力检查

检查近视力（阅读视力）可用国际标准近视力表及近用对数视力表，在光线充足或良好的照明下进行，眼与视力表距离为 30cm，必要时可缩短和延长距离，并记录实际检查距离。

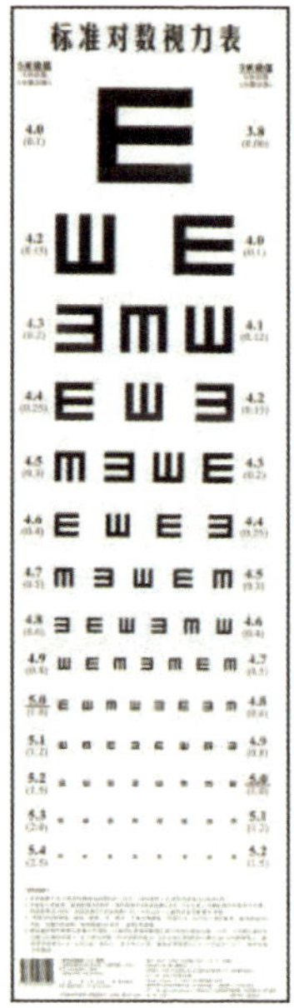

图 2-1　标准对数视力表

（三）婴幼儿视力检查

①可根据婴幼儿反应来判断视功能（适用于婴儿至 2 岁幼儿）；②选择性观看检查法（适用于 6 个月至 2 岁幼儿）；③幼儿视力检测卡（适用于 2—3 岁儿童）；④点状视力表（适用于 1—5 岁儿童）；⑤儿童图形视力卡（适用于 4—5 岁儿童）；⑥视觉诱发电位（适用于不能配合视力检查的儿童）。

眼科体检的结果也是工伤、医疗事故鉴定、招工、招生、征兵、伤残等级鉴定及眼病就诊前检查的重要项目之一。所以要认真规范操作，记录准确以免误差导致不良后果。

二、视力检查过程

视力检测方法简单，由于视力表的亮度、高度、周围对比度、视距和投射光线等及物理和心理条件等多种因素的影响，不同受检者的检测结果会出现一定差异。故应注意尽量减少人为因素的影响，使检查结果精准。以下介绍视力检测注意事项。

1. 受检者采取坐位，姿势要端正。两只眼睛分别检查，先查右眼，后查左眼。检查一眼时，将另一眼用遮眼板完全遮挡，但注意勿压迫眼球。

2. 戴眼镜的患者须先摘下眼镜查裸眼视力，后查戴眼镜矫正视力。

3. 受检者辨认每个字母时间为 3 秒。

4. 检查时受检者头位要正，切忌歪头、眯眼或用另一眼偷视或靠猜测说出等，以免影响检测结果的准确性。

5. 视力在 0.01 以下者，应做视功能检查。

6. 学龄前儿童视力检查，可采用一些较简单的主观方法，如选择儿童形象视力表或手型视力卡片。合作的时间往往不会太长，需要家长引导，检查者会准备一些玩具。对不合作小儿进行视力检查，体检医生也要有耐心。

三、裸眼视力和矫正视力

裸眼视力，即眼睛在没有其他辅助下，直接看视力表得到的视力；矫正视力是有近视、散光、远视等屈光不正的人，加上镜片测得的视力。

有近视等屈光不正的人，裸眼视力可以波动非常大，跟眼睛的状态有关，故不能说裸眼视力有变化，眼睛度数就一定有变化。近视的人要关注矫正视力，如果不论镜片怎么调整矫正视力都不理想的话，要检查有没有弱视或其他引起视力异常的疾病。

四、视力和屈光检查的区别

视力，通俗来讲就是看东西的清晰程度。屈光检查，即我们常说的验光，指的是眼睛的近视、远视、散光等的度数。

影响视力的常见因素是近视，但视力不好不能和近视画等号，看到视力表某一行的视力不能换算出近视多少度，同一近视度数的人，视力也可能不一样。

五、视力的标准

通常认为成年人视力 1.0（五分法为 5.0），即达到正常的视力。儿童生长过程中视力是逐渐提高的，在 6 岁左右才逐渐接近成人的正常视力，因此判断儿童视力正常与否要依据同年龄儿童平均视力的水平，不能简单以 1.0 为标准。此外，很多近视的朋友在配眼镜时希望将视力矫正到很高，这样其实容易引起视疲劳。

六、伪盲检查

伪盲是指为了得到某种目的或企图伪装成单眼或双眼失明的行为，谎称失明或夸大其视觉功能障碍。排除检查有：①瞳孔对光反射；②瞬目反射；③暗室步行试验；④视觉诱发电位（VEP）检查等。

排除脑部视路病变后，眼球是否有器质性疾病通过反复多次的视力、视野检查，以及云雾试验、遮挡试验、改变检查距离等，可做出正确的诊断，鉴别出患者所谓的“看不见”是真还是假。

专家提示

- 视力检查是通过视力表对眼睛能否看清楚视标物体形象能力的检查方法，是发现眼部疾病并进行诊断的重要依据。在此过程中，对不合作的儿童和老年人要有耐心，以免检查结果不准确。
- 医生在采集病史前，要先查视力，中心视力是视功能的主要标志，尤其是远视力更应注意。
- 中心视力是视力检查的总称。检查方法有：①远视力检查；②近视力检查；③裸眼视力检查；④矫正视力检查。每只眼睛的视力是好是差，好或差到什么程度，都必须用视力表做检测才能知道。在医学上，只有当中心视力、周边视力和立体视力都符合生理要求时，才能算作视力正常。

检查视力用的遮眼板要一次性使用，严格消毒，以免交叉感染。

眼压检查

眼压检查是检测球内容对眼球壁的压力（非接触眼压计测量眼压的原理是气体脉冲力对角膜中央区特定的面积所需力的大小与眼内压的关系）。眼压检查在眼科体检中排第二位，眼压高考虑为高眼压症或青光眼等。

正常的眼压值范围是10～21mmHg，并不是说眼压高于或低于正常范围就一定是病理性的，要结合其他眼科检查明确诊断。眼压的测量受配合程度、角膜厚度等因素影响，必要时要由医生来判断眼压是否属于异常。

一、眼压检查方法

（一）指测法

该方法是在没有眼压计的情况下，用手指感觉判断眼压的一种方法，其结果仅供参考。

记录方法：眼压正常（Tn）、轻度增高（Tn+1）、中度增高（Tn+2）、极度增高（Tn+3）、轻度偏低（Tn–1）、中度偏低（Tn–2）、极度偏低（Tn–3）。

（二）压陷式眼压检查法

压陷式眼压检查法是用一定重量的砝码压陷角膜中央部，测量时可引起眼球容积的变化，测量结果受眼球壁硬度的影响。

（三）非接触电脑眼压计法

目前使用最广泛的眼压测量方法，具有检查方便、快捷、无须麻醉，无接触可避免接触性眼压计的潜在性交叉感染风险。由于操作容易，因此是各级医院眼压测量首选方法之一，更适合眼科筛查。

二、眼压检查过程

（一）非接触眼压计测量眼压

受检者坐在眼压计前，调整颌架高度，嘱其头部固定在头架上，睁大双眼，向前注视仪器中的红点，将眼压计压头对准角膜中央的部位。选用自动键或手动发射钮，脉冲气流喷射到角膜中央（有眼部不适感、无痛感）。一般需要重复测量 2～3 次，取平均值，测量数据自动显示在屏上，并将检查结果自动打印。目前各级医院都在普及使用非接触眼压计，因为它具有快捷、使用方便的优势，更适合大范围的眼科体检和筛查。

（二）自测眼压

自测眼压不是可靠的眼压测量方法，通常眼压变化很明显时才能有所提示。很多朋友感觉眼睛胀，摸自己眼球时感觉眼球硬就觉得是眼压升高，这是一个误区，这种主观感觉并不准确，建议到眼科进行眼压测量，避免盲目担心。

色觉检查

色觉检查是人眼辨别颜色的能力，色觉由视网膜锥体细胞所感受，能辨别和感受红、绿、蓝三种要素。患者大多为先天遗传性色觉异常。色觉异常分全色盲、部分色盲、色弱三种。

使用色盲检查图（假同色图），检查者须在充足的自然光线下进行，图距眼 0.5m，检查者要在 5 秒内读出答案，辨认图片中的数字和图案时间延长或困难为色弱。

检查时患者不要佩戴隐形眼镜，要保持良好的心态，避免情绪激动，以免导致检查结果不准确。

色盲表检查法：眼与色盲表（图 2-2）之间的距离一般是在 60～100cm，在自然光线或日光灯下。检查者需在 5～10 秒的时间内读出正确的数字或辨认出正确的图案即为正常，反之即为色觉异常。

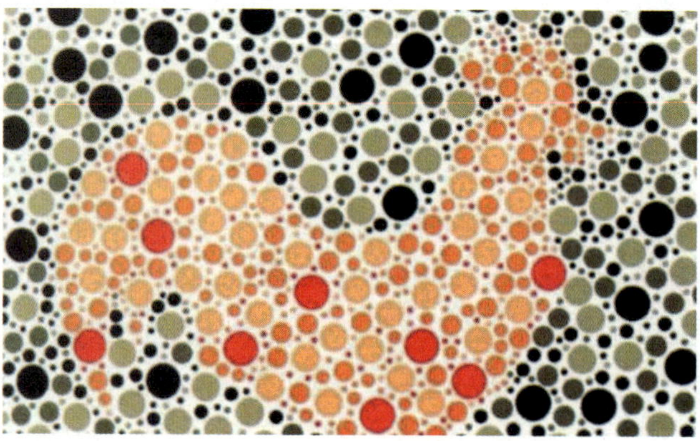

图 2-2　色盲表

眼底检查

眼底检查是眼科最常用的无创且经济的检查方法之一。通过眼底检查可清楚地看清视盘乳头、视网膜血管及黄斑区的形态结构，判断是否有病变及其病变的程度。

激光扫描免散瞳广角眼底照相技术，能更快、更准确地将病变真实地记录下来，图像可以储存、放大观察，更适合眼科特检和眼病筛查。

眼底在哪里？在门诊的时候经常有人说：“大夫，我眼底长了一个包”，“我眼底红、出血了”，很多人以为下眼皮的位置或眼球的下半部属于眼底，这是不正确的。眼底属于眼球的后段，包括视网膜、脉络膜、视盘、玻璃体等结构，外观是看不到的。只有通过专业的检眼镜等设备，透过透明的角膜、晶体等结构才能看到眼底。

为什么检查眼底？有高度近视、糖尿病、飞蚊症等情况的人体检要重点检查眼底，并且需要定期复查。早期的眼底病变可能没有症状，当病变发展到比较严重的程度才引起症状。如果能定期检查眼底，在病变出现症状前发现，则给治疗和干预争取到了时间，有利于病变的恢复，避免视力受损。出现视物变形、视物遮挡、黑影、突发视力下降等情况，也提示眼底病变的可能，要及时检查眼底。

一、眼底检查方法

眼底检查是借助检眼镜能够大致看清眼底的结构，了解眼底的概况，是了解玻璃体、视网膜、脉络膜和视神经的重要方法之一。

眼底检查不仅是检查视网膜和视神经有无病变的重要方法，更是许多全身性疾病直观监测的“窗口”，眼底检查无痛苦、操作快捷方便还省钱。

- 直接检眼镜检查：此法方便简单，易于掌握，能直接看到眼底细微变化。
- 间接检眼镜检查：此法具有适用范围广、对比性强、亮度高、立体感强的特点，如果加用巩膜压迫器，可有效提高视网膜周边部裂孔的发现率。
- 眼底照相检查：眼底拍照范围有限，检查前需要充分散瞳。
- 激光扫描眼底照相检查：激光扫描眼底照相具有免散瞳、无创的特点，属于广角眼底成像设备。其可获得 200° 超广角眼底图像，可进行数字化图像储存和传输，对视网膜脱离、视网膜裂孔、青光眼、糖尿病视网膜病变，以及年龄相关性黄斑病变等多种眼底病的诊疗具有重要临床价值，有利于眼底病的早期诊断和及时干预。

CLARUS 500 彩高清眼底照相机的扫描激光广角成像系统具有非接触、免散瞳、真彩、高清、广角、高分辨率、穿透力强等优势，采集清晰、真实，可提供全面反映眼底的彩色照片。此外，还能避免眼睑、睫毛产生伪像而影响眼底周边部的清晰成像。适用于儿童和配合不好的老人顺利完成彩色眼底照相。在免散瞳的情况下，眼底彩色照片可达 133° 视野全景视网膜图像。因为散瞳检查费时、费事，还有诱发高眼压的风险，所以免散瞳眼底照相检查在眼科特检和眼病筛查中是最佳的选择。

二、眼科体检、特检中眼底照相的意义

（一）“眼底一张照，眼底都知道”

“眼底一张照，眼底病变早知道”，这是眼科医生的一句顺口溜，说明了眼底照相在眼底病检查中的重要性。清晰高质量的彩色眼底照片，可全面反映眼底的状态和变化，并精准记载，是诊断眼底病的第一手资料。

（二）“一图胜千言”

一张优质的眼底照片，可从中获取眼底病变的真实记录，照片局部可放大反复观察，作为历史资料供临床参考。眼底彩色照片比文字描述更加全面，文字记录可抓重点，难免失真、遗漏或以偏概全，所以与照片的诊断价值无可比拟。

（三）“以色辨病”

高质量的彩色眼底照片，可记录眼底的本色（真彩），“以色辨病”对各种视网膜病变的评估具有重要意义。

眼底不同的病变可有不同的颜色差别，通过观察颜色分辨

眼底病变非常重要。①红色，可能是眼底血管瘤、新生血管、出血等，通过颜色分辨是新鲜的出血（鲜红色）还是陈旧的出血（暗红色）；②黑色，可能是眼底黑色素细胞沉着、脉络膜黑色素瘤等病理改变；③不同颜色的渗出斑（黄色、白色钙化斑、棉绒斑、出血斑、激光斑等），通过不同颜色的斑块可快速、准确地鉴别诊断眼底病。

三、眼底检查过程

眼底检查在暗室内进行，检查时，受检者取坐位，根据检查部位不同，受检者需听从医生的指令，向不同方向转动眼球，以便医生观察眼底不同部位的病变。

眼外形和运动功能检查

一、眼球运动检查

- 单眼运动：分别遮挡一只眼，观察眼球内收、外转、上转、下转、内旋、外旋不同方位的运动功能。
- 双眼运动：检查患者向不同方位（上、下、左、右）注视时的双眼运动是否协调，各组配偶肌之间有无功能亢进或减弱。
- 集合运动：将一直尺0点置于患者眶外缘，令患者注视

33cm 视标，将视标逐渐向患者鼻根移动，患者双眼随之集合。

二、同视机检查

同视机检查可用来测定客观斜视角、视网膜对应、融像范围、立体视觉、双眼视机能异常的诊断。

检查方法：受检者取坐位，将下颌放在下颌托架上，额部向前顶住额带，并用头带固定头位，调整高度及瞳距，使双眼视线与同视机的视筒平行。将两张同时知觉图片画片分别放入左右两画片箱内，先查有无同时视，有同时知觉后再用融合画片检查融像功能，最后用立体视画片检查有无立体视。

三、外眼检查

- 眼睑：①注意眼睑的位置、形态、睑裂大小、高度和长度是否对称、有无异常。眼睑有无充血、水肿、气肿、瘢痕、肿物、缺损等；②眼睛闭合的功能是否正常，有无睑内翻或睑外翻、上睑下垂等。睫毛是否整齐，有无倒睫、睫毛乱生和双行睫；③睫毛有无脱落、睑缘有无鳞屑或溃疡等。
- 泪器：检查双眼泪点有无外翻、泪道是否通畅，压迫内眦部有无脓液流出。泪液质量的检查见干眼检查项目。
- 眼球：观察双眼球大小有无异常、眼位是否相等，双眼角膜是否位于睑裂中央并且对称，高低位置是否相同，有无眼球震颤或斜视等。
- 眼眶：双侧眼眶是否对称，眼球有无突出或内陷（测量眼球突出度）。眶缘触诊检查有无眶骨缺损、压痛、肿物（肿物的大小、形状、活动度），以判断有无眶压增高等现象。

眼球突出度检查

眼球突出度检查是使用眼球突出计测量眼球在眼眶中向前或向后移位的程度。

一、检查方法

1. 眼球必须向前平视，突眼计必须保持与眼球的水平位置。

2. 将突眼计框架上小凹面的最凹处贴于框外缘最凹处，并记录框架距离。

3. 读角膜顶端位置的毫米数时，检查者的视线必须与突眼计在同一水平面，反映角膜顶端和毫米尺两镜中的两条红线必须重叠，从而避免因视角差别而导致读数的不准确。

眼球突出度正常值：10～20mm，平均为 16mm。双眼相差大于 2mm 为异常。

二、眼球突出度测量的过程

眼球突出度检查需在明亮的检查室内，检查者与受检者相对而坐，检查时放松心情，不要紧张。将眼球突出计平放在两眼前，并将其两侧卡在两侧眶外缘，嘱受检者睁大双眼，向前平视，从该计反光镜中分别读出两眼角膜顶点投影在标尺上的毫米数，即为受检者眼球突出度。

眼球突出常见于甲状腺相关性眼病、眼眶肿瘤、眶内炎症、高度近视等疾病，但并不是看上去眼球突出，或者有眼睛酸胀的感觉就是真的眼球突出。有些人外观呈现“眼球突出”是由于鼻梁较矮或额部较扁平。有些人感觉眼睛突出，有憋胀感，这也不一定是器质性病变引起，因为真正病理性的眼球突出没有这种胀感。所以怀疑自己眼球突出时要到眼科做眼球突出度的测量，不要仅从外观或症状上判断。

由于很多疾病引起的眼球突出症状不太明显，因此，如果发现自己两眼在眼眶凸起不太对称，或者双眼位置有变化一定要到眼科做规范的检查。如果患有甲状腺功能亢进也应到眼科做眼球突出度检查。

裂隙灯显微镜检查

裂隙灯显微镜检查（图 2–3）是眼科门诊必备且最常用的检查方法，具有放大、照明及裂隙光等多种检查功能。通过直接焦点照明投射在眼睑、结膜、巩膜、角膜、虹膜、晶状体和玻璃体前 1/3 内，形成境界清晰的照亮区或调成光带，以便仔细观察该区的病变。除上述检查功能外，还可配上其他检查功

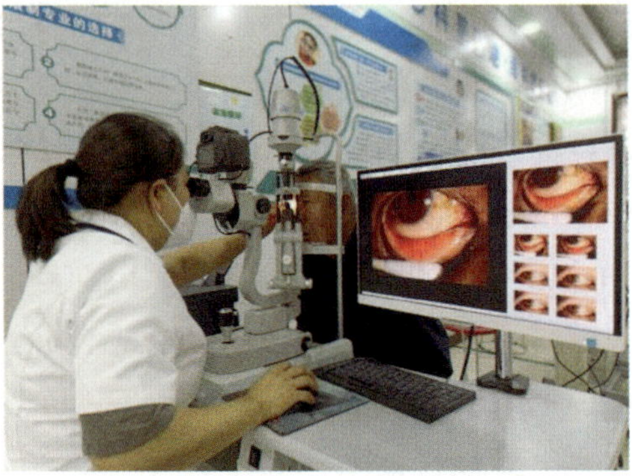

图 2-3　裂隙灯显微镜眼前节照相

能专用的检查部件，如前房角镜、三面镜、前置透镜、压平眼压计等多项检查项目。

裂隙灯显微镜检查需在暗室中进行，受检者坐在检查台前。把下颌放在下颌托上，双手握住固定杆，前额顶住托架的前额横挡，不要前后移动，然后调整下颚托，使眼所在位置与托架上的黑色标记相一致。开灯，睁大双眼，向前方注视指标灯或注视检查者的前额，并听从医生的指令，向不同方位或不同角度转动眼球。检查者调整投射光源的强度和角度进行检查。

先做眼前节后检查，通过裂隙灯不同的光源调节光线切面，依次进行眼睑、睑缘、睫毛、结膜、角膜、泪膜、虹膜、前房、晶状体和前部玻璃体等检查。

一、结膜

使用裂隙灯显微镜检查，需注意观察结膜有无出血、水肿、肿物、异物、松弛度、新生物、色素沉着及分泌物等。球结膜出血、睫状体出血及混合出血的鉴别诊断见表 2-1 和表 2-2。

表 2-1 结膜充血的三种情况诊断

项 目	球结膜出血	睫状体出血	混合出血
出血部位	位置为浅层，靠近周边部，球结膜明显	位置较深，靠近角膜缘明显	球结膜充血深浅都有
出血颜色	鲜红色	紫红色	深红色
出血形态	扩张的血管可随球结膜移动	扩张的血管直而模糊，不能随球结膜移动	扩张的血管模糊不清

表 2-2 结膜下出血与结膜出血的鉴别

鉴别点	结膜下出血	结膜出血
病因	外伤、结膜炎、动脉硬化等	结膜炎、外伤等
血管	结膜下血管出血	结膜血管扩张
颜色	初为鲜红，随着出血吸收颜色会变淡	鲜红，愈近穹窿愈明显
形态	片状	弥漫性
推结膜	不移动	可移动
预后	2 周左右自行吸收	炎症治愈后可消失

二、角膜检查

注意角膜的大小、形态、透明度、弯曲率是否正常，表面是否光滑，注意角膜有无混浊（斑翳、白斑）、隆起或异物，角膜缘有无新生血管或血管翳，以及角膜后沉着物等。

三、巩膜检查

注意巩膜有无充血、黄染、结节、隆起、压痛和色泽等变化。

四、瞳孔及前房检查

- 瞳孔：观察瞳孔的形态、对光反射等。
- 前房：前房的深度。
- 房水改变：房水有无混浊、渗出物、出血、积脓、异物等。

五、虹膜及晶状体检查

- 虹膜：纹理是否清晰，有无前后粘连、脱色萎缩、震颤等。
- 晶状体：有无晶体前囊沉着，晶体有无混浊、脱位、半脱位等。

第 3 章　眼科特殊检查

在眼科体检中眼部检查发现异常，或受检者自觉视力下降、视野异常、视物变形及眼部疼痛等，需要在医生的指导下做眼科特殊检查，如视野检查、眼底血管荧光造影检查等，以明确诊断。

视野检查

当我们向正前方注视一个目标的时候，除了所能看到的目标外，还能感觉到该目标周围一定空间范围内的其他景物，这就是视野。视野是指眼底黄斑以外视网膜的视功能状态，又称周边视力。准确可靠的视野检查结果取决于检查者与受检者之间的充分合作，尤其是受检者的理解能力和信任程度，是获取可信赖视野信息的重要条件。

一、视野检查法

（一）对比法

本法简单易行，但检查结果准确性差。检查者与受检者对面而坐，眼位等高，相距 1m。检查右眼时，令受检者右眼与检查者左眼对视，分别遮盖另一眼，检查者将手指置于与两人等距离处。在各方向由外周向中央缓慢移动，以检查者所见的视野与受检者做对照。

（二）视野计检查法

自动视野计能自动按照程序在视野的各个位点用不同亮度的光刺激测定光阈值，并加以记录，计算出视野丢失总量及视野缺损的深度和范围，从而增加了视野检查的准确度和灵敏度。

二、视野缺损与病变部位（表 3-1）

表 3-1　视野缺损与病变部位

视野缺损类型	病变部位
◑ 同侧偏盲	视交叉以上病变
◐ 双颞侧偏盲	视交叉病变
◒ 上半部水平偏盲	视中枢病变
◓ 下半部水平偏盲	视中枢病变
⊙ 中心暗点，红 > 蓝	球后视神经病变

（续表）

视野缺损类型	病变部位
⊙ 中心暗点，蓝 > 红	黄斑病变
⊙ 周边楔形缺损	视盘病变
◔ 鼻侧扇形缺损	青光眼、视路病变
◉ 生理盲点扩大	青光眼、视盘水肿等
◉ 环形暗点	视网膜病变等
◉ 不规则缺损	视网膜病

视野是一个主观检查，受检者的配合程度、精神状态等因素可影响结果，因此，很多时候需要反复测量提高准确度。虽然视野是一个主观检查，但受检者自身感觉的视野情况很多时候是不准确的。轻度的视野异常是没有感觉的，有些时候感觉“视野缺损”也不一定准确。

三、视野检查的过程

目前，常用计算机自动视野计（图 3–1）检查视野。在检查前需向受检者讲明检查的方法和要求。由于需要眼、脑、手配合，为了检查精准，检查者要示范，特别是老年人或不能很好配合检查的受检者，检查者要耐心、细致地交代清楚，让受检者能理解和配合，测出准确结果。

检查前分别遮挡一眼，将下颌放在托架上。检查眼注视视野计中央的固定点，看到余光及时按下手中的按键。专注注视

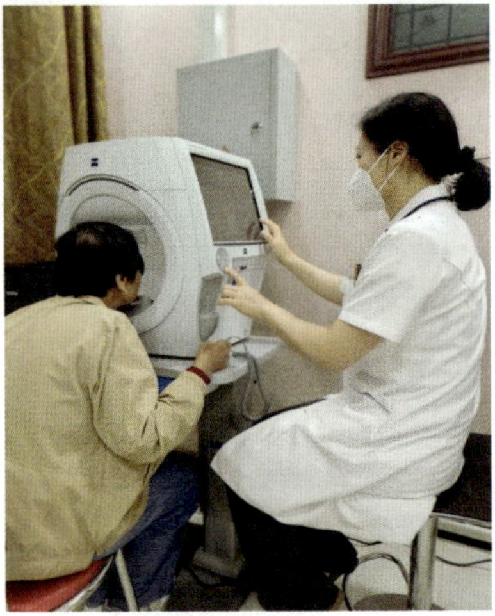

图 3-1　视野检查

点，以防受检眼自觉和不自觉地转动眼球寻找视标。合作不好会得到假阳性结果，应重复核对检查。

对年迈体弱的受检者，做完一眼后，另一眼休息片刻后再做。在检查中若有体位不适、眼胀、头痛时，应充分休息，在良好的精神状态下再查。

干眼诊断检查

一、干眼诊断检查方法

- 睑缘挤压实验：观察睑板腺开口处有无白色角质蛋白堵

塞而凸起变形，挤压后有无泡沫样、颗粒样或牙膏样分泌物，如有异常者，为睑板腺堵塞，检查结果为阳性。

- 泪液的分泌量：测量基础分泌量时，需行表面麻醉后，5 分钟滤纸湿润长度＜10mm 为正常。
- 泪膜破裂时间：BUT＞10 秒为正常。
- 睑缘泪河高度：＞0.2mm，＜1mm 为正常。

干眼检查报告如图 3-2 所示。

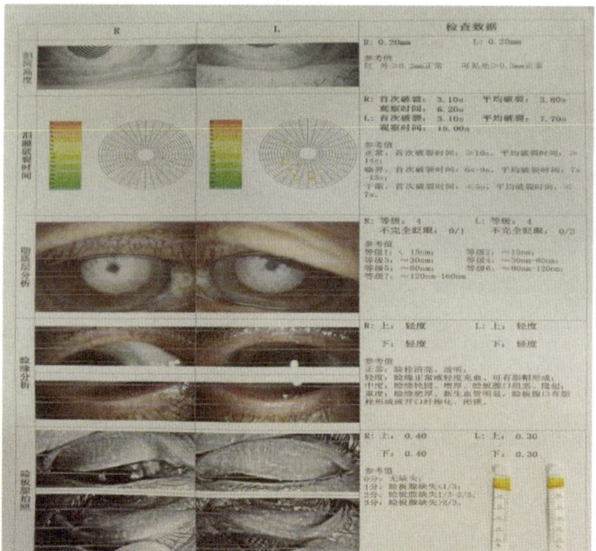

图 3-2　干眼检查报告单

眼表综合干眼分析仪是评估眼表状态多功能临床检查仪器，可提供角膜地形图、角膜曲率、可测定多种与干眼诊断相关的指标，如泪膜破裂时间、泪膜脂质层测定、泪河高度测定、睑板照相分析等多种检查功能。

二、干眼诊断检查过程

检查时放松心情，积极配合，将头部置于干眼仪头架上，坐好，保持稳定，直视前方。

泪液试纸条测定：将条状标准滤纸一端折叠挂在眼睑外侧1/3结膜部，轻闭双眼，不能随意眨眼，转动眼球，5分钟后测量试纸条湿润的长度。

屈光检查

屈光检查是了解眼睛屈光状态的检查手段。内容包括：角膜曲率检查、眼轴测量、验光检查（电脑验光、综合验光和检影验光）等内容。对患有近视、远视、散光、老视及屈光参差的患者需要做屈光检查：①屈光手术前的检查；②验光配镜，验光准确才能配上标准的眼镜；③建立眼健康档案。

一、验光检查

（一）主觉检查方法

受检者在自然调节状态下，以其诉说视力情况来选择最合适的镜片。主觉插片法（显然验光法）为最常见的主觉验光检查方法。

（二）他觉检查方法

- 检影验光法：最常用的一种较准确的他觉验光检查方法，此法是用检影镜观察眼底反光的顺动和逆动，客观测量眼屈光状态的一种方法。

- 电脑验光仪检查方法：目前最常用的验光方法，具有操作简单、快捷，可迅速测定眼屈光度。检查时每眼连续测 3 次（但其准确性会受合作程度、眼调节作用及仪器的精准度等因素影响）。

二、散瞳检查

散瞳检查是眼科常用的检查方法之一，滴散瞳药将瞳孔散大，麻痹睫头肌，以利于检查和治疗。散瞳检查无痛苦，无不良反应，有散瞳的需要应积极配合。

（一）散瞳目的

- 散瞳验光配镜：可以提高配镜的准确性。特别是对 15 岁以下的孩子，远视眼的患者如果不散瞳，调节作用仍然存在，验出来的度数就有误差。

- 眼底检查（三面镜、直接检眼镜、检眼镜检查、眼底照相、荧光素眼底血管造影等检查）或后段激光治疗前应充分散大瞳孔，检查更加清晰，治疗更加精准，更清楚地查清眼后段的病变，并且可以进行精准的治疗。散瞳相当于打开一扇门，室内各角落的物体都看得一清二楚。

（二）散瞳方法

常用快速散瞳药，如复方托吡卡胺滴眼液、去氧肾上腺素，一般点眼 2～3 次，每次间隔 5～10 分钟（糖尿病患者大多散瞳困难需要多点几次），瞳孔即可散大。散瞳作用快，过程短，一般在 6～8 小时后瞳孔即可恢复正常，对眼睛无任何伤害。慢速散瞳使用的药物为阿托品滴眼液，其放松睫状肌的作用更强，恢复时间也慢于快速散瞳，需 2 周左右。

（三）散瞳后的注意事项

由于瞳孔散大，进入眼内光线增加。受检者会有怕光、刺眼和视物模糊的感觉（散瞳后禁止驾驶机动车，确保交通安全），一般在数小时内恢复正常。有眼压高病史禁用散瞳药，因其可诱发青光眼急性发作。

角膜检查

一、角膜曲率检查

角膜曲率检查是确定眼部有无散光和散光的性质，常用于诊断圆锥角膜、扁平角膜、大散光及角膜手术后的追踪观察，有利于指导配戴角膜接触镜、屈光性角膜手术及人工晶状体植入术前计算人工度数的检查。

角膜曲率检查同非接触式眼压计检查，检查无创、安全、无不适、无痛苦，5 分钟左右即可完成。受检者无须紧张，精神放松，注视固视灯，睁大双眼，不要瞬目（眨眼）。

二、角膜内皮测量

角膜内皮测量是利用镜片反射的原理和细胞密度等检查数据分析处理的一种仪器。常用的是非接触式角膜内皮镜，可观察角膜内皮细胞大小、形态及细胞密度，以确定病因及发病机制，了解病情，判断手术和治疗对角膜内皮细胞的影响。

角膜内皮镜检查无创、安全、无不适，5 分钟左右即可完成。受检者无须紧张，精神放松，注视固视灯，睁大双眼，不要瞬目（眨眼）。

三、角膜地形图检查

角膜屈光手术前进行角膜地形图检查，可辅助排除圆锥角膜等手术禁忌证，并用于制订手术方案和术后疗效评价。还可以用于异常角膜，如圆锥角膜、角膜边缘变性等的早期诊断，以及指导硬性角膜接触镜的验配和镜片设计。

角膜地形图检查同非接触式眼压计检查，角膜地形图检查无创、安全、无不适，5 分钟左右即可完成。受检者无须紧张，精神放松，注视固视灯，睁大双眼，不要瞬目（眨眼）。

眼球生物参数测量

光学生物测量仪检测无创、非接触，可用于眼轴长度及角膜曲率等多数据生物测量，可同时获得包括眼轴的长度、角膜厚度、前方深度、晶状体厚度、玻璃体腔长度等 12 个眼生物参数。

临床用途：①用于儿童青少年近视预测中的重要检查仪器；②人工晶状体度数计算；③还可用于小儿眼球发育状态的动态监测、辅助，指导远视、近视、弱视的诊断治疗，病情预后等，特别对 5 岁以下不能配合临床检查、无法确诊的屈光性眼病有较大帮助。

眼球生物测量检查同非接触式眼压计检查，眼球生物测量检查无创、安全、无不适，注视固视灯，睁大双眼，不要瞬目（眨眼），5 分钟左右即可完成，患者无须紧张，精神放松即可。

前房角检查

前房角检查，临床常用的有前房角镜检查和超声活体显微镜（UBM）检查，此项检查有助于了解房角的异常和病理状态，如房角的宽度变窄、房角关闭、前房角堵塞、房角后退、虹膜周边前粘连等。

前房角的检查与青光眼诊断密切相关，也可用于前房角的新生血管、细小异物及新生物等病变的检查。

一、前房角镜检查

被查眼表面麻醉后，患者坐在裂隙灯显微镜前，下颏放在托架上，调整好高度、光线的宽度和角度。睁大双眼，前房角镜安放吸附在眼球表面。观察和记录前房角的结构和病变（图 3-3）。

检查时可能有些不适感，请积极配合检查。

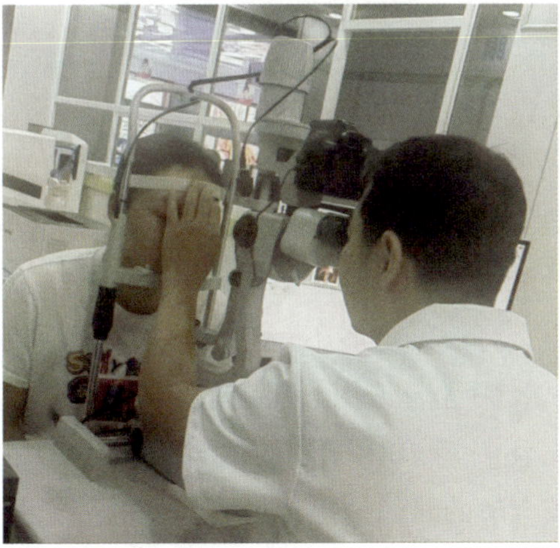

图 3-3　前房角镜检查

二、超声活体显微镜检查

超声活体显微镜（ultrasound biomicroscopy，UBM）检查是前房角开放与关闭，宽与窄可定量检查，特别对青光眼检查，既安全方便又准确可靠，是一种不可替代的前房角检查技术。此项检查还可观察晶状体悬韧带情况，辅助白内障手术的术前评估。

受检者平卧在检查床上，点表面麻醉药 3 次，检查时眼部会有酸涩感，轻微不适，眼睛完全放松，不能皱眉挤眼，不能随意转动眼球，不能随意扭头，用手触摸眼杯。有不适的时候，及时告诉医生，通常忍耐片刻即可检查完毕。

眼底血管荧光造影检查

一、检查方法及注意事项

检查前向受检者解释操作步骤，消除顾虑，取得合作，造影前需要充分散大瞳孔。检查者需详细询问病史，有无过敏体质，对严重心、肾、肝功能不全者及孕妇禁忌使用。检查前先做造影剂皮试，阳性者禁用。肘前静脉注射荧光素钠，5 秒左右注射完毕，注射后 10 秒开始拍摄造影像。重点拍摄病变部位，尽量在最合适的时间拍摄到最有价值的荧光图像。

二、临床意义

通过视网膜血管造影可以看到毛细血管水平的细微结构，动静脉短路、新生血管及血管功能的改变；借助荧光照影可以判断血管壁的功能状态和色素上皮的屏障功能状态。

荧光素眼底血管造影可准确地观察和记录视网膜血管的情况，可以动态、实时、客观地记录眼底血管结构、血流动力学改变、血管病理生理变化等，是眼底血管病变的重要检查方法之一。

三、检查前后的注意事项

1. 放松心情，积极配合，听从检查医生和护士的指导。

2. 检查前要使用散瞳药物使瞳孔充分散大，荧光素钠需要常规做过敏试验，皮试阳性者禁止注射。

3. 静脉注射荧光素钠后约有 1/10 的人会有轻度的恶心呕吐症状，但很快会消失。注射后 24 小时内，皮肤及尿液发黄属于正常现象。

眼科超声检查

眼科超声检查（图 3–4）的适应证：①视网膜脱离；②屈光间质混浊，检查眼后节情况及眼内异物；③球内肿物、玻璃体积血、混浊及后脱离；④眶内异物、眼球突出；⑤内眼手术前的检查；⑥眼外伤后的检查等。

眼科 A 超声检测进行眼轴的测量：①用于人工晶状体度数测定和计算的数值；②防控近视，监控儿童近视眼轴增长状态。

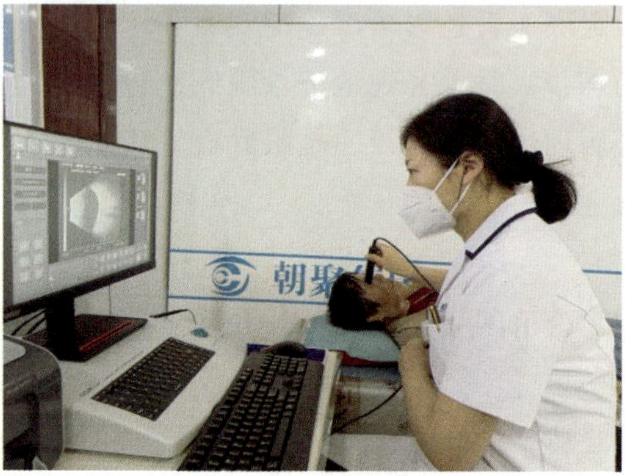

图 3-4　眼科超声检查

眼科超声检查简单，不需要空腹，一般 3～5 分钟即可完成检查。患者仰卧在检查床上，轻闭双眼，医生在眼睑处涂抹消毒的耦合剂，超声探头放置于眼睑外，不会损伤眼睛，无痛感，所以患者不必紧张。按医生要求向各方位转动眼球，配合医生进行详细检查，检查完毕即可取检查结果。

光学相干断层扫描检查

光学相干断层扫描（optical coherence tomography，OCT）（图 3-5）和光学相干断层扫描血管造影（optical coherence tomography angiography，OCTA）检查是一种能够评估视网膜形态，具有显微分辨率的成像技术，临床使用广泛，特别是对黄斑区病变可精准检查（不能缺少，目前无替代）。此外，对

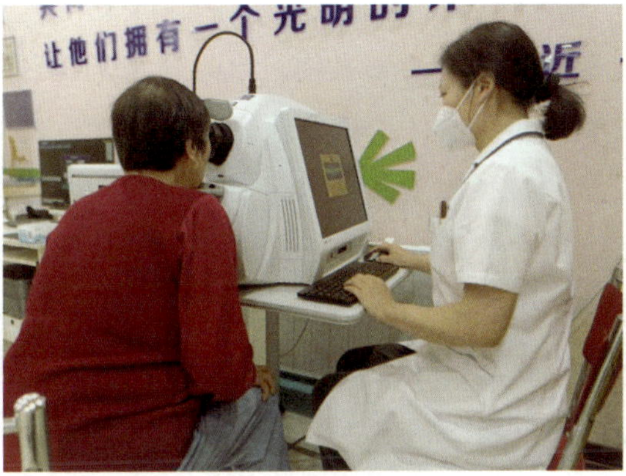

图 3-5　眼科 OCT 检查

视盘及眼后节视网膜病变的诊断具有重要价值，不仅有助于疾病早期诊断、记录病灶范围，还有利于评估疗效和指导治疗方案。

OCT 检查前嘱受检者坐在检查仪器前，下颌和前额紧贴下颌托和前额托，双眼向前注视前方红色注视点，双眼尽量睁大，不要随意移动，心情放松，不要紧张，积极配合。

专家提示

经常有糖尿病视网膜病变的患者 1 个月前做过一次 OCT 检查，复查时医生还要求做 OCTA 检查。下面就说说两者有什么不一样。

第一次做的 OCT 检查只能了解视网膜的厚度、有无视网膜脱离、出血、黄斑区病变（有无水肿、裂孔）及病变类型（属干性还是湿性）、杯盘比等；OCTA 技术是在

OCT 检查的基础上发展起来的，可无创采集视网膜脉络膜各层的血管结构图像，更精准地评估视网膜血流变化、视网膜新生血管、微血管渗漏及新生血管无灌注区的情况，对眼底微循环病变的分析诊断具有较高的临床价值，常用于眼科特检。两者不具备替代性，检查是必要的。

OCTA 检查应在医生的指导下进行，遵循医嘱，定期复查，以监测病情变化。

视觉电生理检查

视觉电生理检查是通过视觉系统的生物电活动检测视觉功能。眼科常用的电生理检查包括：①眼电图（electro-oculogram，EOG），临床上主要用于遗传性视网膜变性、黄斑变性、脉络膜异常类遗传疾病、先天性夜盲、视网膜脱离、视网膜中央静脉阻塞、中毒性视网膜病变、葡萄膜炎等视网膜、脉络膜病变的诊断和临床观察；②视网膜电图（electro-retinogram，ERG），可反映全视网膜功能，主要用于遗传性视网膜变性、视网膜循环障碍性疾病、视网膜脱离、青光眼、药物中毒性视网膜病变及眼外伤等疾病的诊断和临床观察；③视觉诱发电位（visual evoked potential，VEP）主要反映黄斑部视功能状态，用于视神经病变、黄斑病变、视路病变、弱视、客观视力测定诊断和临床观察。

视觉电生理检查主要用于视网膜、黄斑部及视神经病变的诊断。检查前应向受检者介绍检查的目的、意义和注意事项，以取得患者的密切配合，避免恐惧心理。检查在暗室进行，无痛苦、无创伤。检查时，会将电极放置在头皮、眼眶周围等部位，一般只需将局部头发拨开，确保电极与皮肤良好接触即可，无须剪掉头发。不过，若头发特别浓密、油腻或不清洁，可能会影响电极的粘贴和信号采集，此时可能需要适当清理头发。

受检者坐位，下颌紧贴检查机器的下颌托，前额顶住头托固定头部。调整仪器高度，全身放松，注意力要集中，尽量不说话，注视前方红灯不可眨眼、闭眼或眼球转动。一眼检查后，休息 2 分钟再进行另眼检查，以减少视疲劳。

眼科 X 线检查

眼科 X 线检查主要用于：①眼球突出的病因诊断，特别是眶内肿瘤和颅内病变者；②儿童眼内肿瘤，如判断儿童视网膜母细胞瘤是否有颅内转移；③眼外伤，如定位眼或眶内金属异物、眶骨骨折；④泪道造影，如泪道手术前的泪囊造影。

对眼部不同部位的显示，采用特定的投照体位，请受检者不要紧张，听从放射医生指导，摆好头位，不要来回移动。

眼科 CT 检查

CT 检查主要用于诊断或评估以下情况：①可疑眼内肿瘤，如视网膜母细胞瘤等；②眼眶病变，如肿瘤及血管畸形等；③眼球突出和眼球移位；④眼外伤、眶骨骨折及眼内、眶内异物；⑤不明原因的眼肌麻痹；⑥不明原因的视力障碍、视野缺损等；⑦怀疑颅内有病变。

CT 检查时不要紧张，听从放射医生指导，摆好头位，不要来回移动。

眼科 MRI 检查

- MRI 检查的适应证：①除异物、骨折和侵入性检查外，凡是超声和 CT 的适应证均适用于此种检查；②可疑眼内黑色素瘤，此肿瘤在 MRI 检查上有特征性表现；③眶内肿瘤向颅内或颞窝蔓延；④视神经和眶尖部肿瘤可疑视神经管内蔓延。
- MRI 检查禁忌证：体内有磁性异物、弹片、义齿、治疗性磁性异体和心脏起搏器等。
- MRI 检查在眼科诊断领域应用比较广泛，其软组织分辨率高，可冠状位、矢状位等多方位成像，还可对病变最佳断面进行动态增强扫描，成像直观，易于观察，无辐射、无痛苦。
- MRI 检查注意事项：①检查前取下患者身上佩戴的一切金

属物品，洗掉眼影等化妆品；②心脏带有起搏器、眼内有金属异物者避免此项检查；③在检查过程中，受检者尽量放松心情，配合医师指导，双眼轻闭，眼球固定不动，以免影响检查结果。

眼科体检时需要做的全身体检项目

有不少眼病与全身性疾病有关，所以在做眼科体检的同时可能需要做全身体检（表 3–2），与眼科相关的检查项目（包括血生化检查和影像检查）需要听从医生的建议。

表 3-2　全身健康体检与眼科相关检查项目

项　目	适应证
血常规检查	眼科的炎性疾病
血糖、糖化血红蛋白检测	糖尿病、糖尿病眼病及并发症
血脂检查	视网膜血管病变、动脉硬化及高血压眼底病等
血流变检查	视网膜血管病变、糖尿病视网膜病变等
血凝检查	视网膜静脉阻塞、视网膜动脉阻塞、视盘静脉炎等
肾功能检查	有肾脏病史，眼部伴有视盘水肿、视网膜水肿、出血、棉絮状渗出、黄斑区有星芒状白点、视网膜动脉硬化等眼底血管病变者
肝功能检查	了解肝功能状态，判定患者的身体状态，检查承受能力

（续表）

项　目	适应证
甲状腺功能检查	检测甲状腺激素水平，鉴别甲状腺相关眼病
与眼病相关的全身免疫学检查	● 体液免疫检测（免疫球蛋白测定等） ● 细胞免疫检测用于诊断：①变态反应性眼病；②免疫缺陷性眼病；③免疫增强性眼病；④与全身免疫相关性眼病等 ● 肿瘤标志物检测：①甲胎蛋白（AFP）；②癌胚抗原（CEA）；③糖类抗原（CA19–9）
头颅、胸腺 CT 及 MRI 检查	● 有视野异常、视力下降、视盘水肿及视神经萎缩等情况，应做头颅 CT 或 MRI 检查，以排除颅内的病变 ● 上睑下垂，肌无力症患者应做胸腺 CT 检查，以排除胸腺肥大、胸腺瘤等

第 4 章　不同人群的眼科体检

眼科体检不应只是特定人群的专利，而是全民健康管理的重要组成部分。中小学生正处于视力发育关键期，定期检查可有效预防近视；农牧民长期暴露在强光、风沙环境中，易患白内障等眼疾；久用电脑的上班族普遍存在视疲劳、干眼症等问题。不同人群面临不同的眼健康风险，定期眼科检查能够及早发现问题，避免不可逆的视力受损。当前，许多人对眼科体检存在认知误区，认为“看得清”就无须检查。实际上，许多眼病在早期并无明显症状，等到发现时往往已错过最佳治疗时机。建立定期眼科体检意识，不仅是对个人健康的负责，更是减轻社会医疗负担的有效举措。守护“心灵之窗”，需要全社会共同参与。让我们摒弃“重治轻防”的观念，将眼科体检纳入健康管理常规项目，为清晰视界保驾护航。

学生眼科体检

2018 年 8 月 28 日，习近平总书记指出，全社会都要行动起来，共同呵护好孩子的眼睛，让他们拥有一个光明的未来。

2018 年 8 月 30 日，教育部、国家卫健委等八部门联合印发《综合防控儿童青少年近视实施方案》。2019 年 10 月，国家卫健委制订发布了《儿童青少年近视防控适宜技术指南》，2021 年教育部办公厅等十五部门关于印发《儿童青少年近视防控光明行动工作方案（2021—2025 年）》，全社会关注青少年眼健康应是政府、学校、医疗机构和家长的共同行为。

为贯彻落实国家卫生健康委、教育部、国家体育总局办公厅联合印发的《关于加强儿童青少年近视防控工作的指导意见》，有效预防和控制青少年近视眼病发生率，我国已建立起由学校、医院、社区等社会各界共同参与的青少年近视防控工作体系。这一体系的建立标志着青少年近视防控工作进入了系统化、规范化的新阶段。

近年来，全国上下高度重视青少年近视防控工作，并取得了显著成效。根据国家疾控局监测数据显示，2022 年我国儿童青少年总体近视率较 2021 年下降了 0.7%，较 2018 年全国近视摸底调查结果下降了 1.7%。尽管防控工作初见成效，但近视问题依然严峻，仍需保持警惕，持续加强防控力度，巩固和扩大防控成果，为青少年视力健康保驾护航。

一、学生近视防控的组织机构

学生近视防控一般由教育局、疾控中心、卫生健康委三部门组织，医疗机构眼科医护人员每年 2 次为中小学生进行眼科健康体检，并将检查结果（学生近视的发生率）填表汇总上报。

二、服务对象和任务

眼科体检团队每年 2 次对全市中小学校的学生、幼儿园的学龄前儿童进行眼健康体检，并统计近视发病率，上报教育局、疾控中心、卫生健康委。对患有近视眼的学生，负责通报学生家长，并建议家长积极配合做好近视防控工作，并在学生和老师中进行爱眼护眼的科普知识宣教活动。

三、学生眼科体检项目

（一）学生眼科体检的流程（图4-1）

1. 填写学生眼健康体检表。

2. 排队依次进行眼科体检。

3. 建立完善的学生屈光发育眼健康档案（电脑软件管理）。

4. 定期复查，如患有近视、远视、弱视、斜视或其他眼病的学生，通知其家长，建议家长带孩子到眼科进一步检查或干预治疗。

（二）常规眼科体检项目

1. 视力检查。

2. 电脑验光。

3. 视力低于 0.8 者，做矫正视力检查。

4. 眼表检查。

5. 裂隙灯显微镜眼前段检查。

6. 视力低下、矫正不良者，做检眼镜检查。

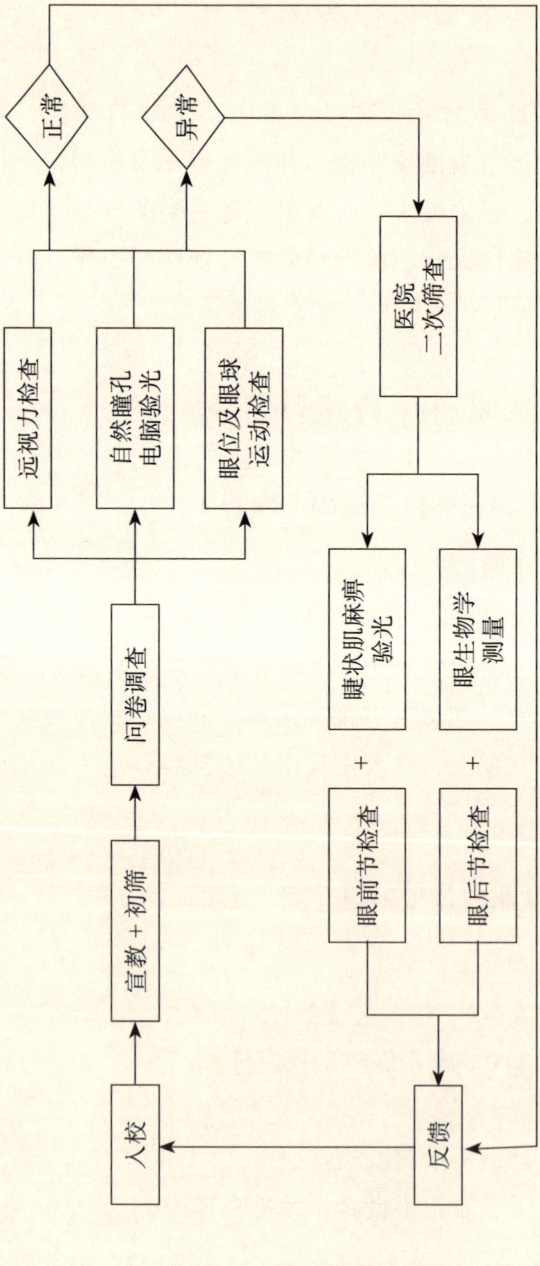

图 4-1　学生眼科体检流程

（三）儿童青少年高度近视筛查

高度近视是指近视度数在 600 度以上的屈光不正状态。高度近视发展快，眼轴延长，眼球结构被拉长，视网膜也会相应变薄，可出现不同程度的眼底改变或病变，同时可引起玻璃体变性、液化及后脱离等病理改变，可导致严重的视功能损害。因此，高度近视眼的筛查应高度重视。

高度近视的筛查除常规的视力、眼压、屈光状态检测外，还要进行角膜、屈光间质、角膜曲率、眼球的生物测量、眼底、眼位及眼球运动检查等，其中眼底检查，包括直接、间接检眼镜、眼科 B 超、广角眼底照相及 OCT 检查。检查者需要详细了解视网膜周边区有无变性、视网膜裂孔、视网膜脱离等，如有发现病变，及时通知家长并建议到医院进行早期干预治疗。

四、学生近视防控的措施

（一）眼轴测量

眼轴是眼球角膜顶点到视网膜之间的距离，也就是眼球的前后直径。它是衡量眼球发育情况和近视发展情况的重要指标，为学生测量眼轴的主要作用如下。

- 判断眼睛屈光发育状况：在人的生长发育过程中，眼轴的长度会不断变化。刚出生时眼轴约为 16.7mm，成年时眼轴增长至约 23.7mm。通过测量眼轴长度，可以了解眼球的发育情况，判断是否存在屈光不正等问题。

● 评估近视度数增长情况：眼轴长度与近视度数之间存在一定的关系。一般来说，眼轴每增长 1mm，近视度数约增长 2.50°～3.00°。因此，通过定期测量眼轴长度，可以评估近视度数的增长情况，及时采取防控措施。

● 预测近视发生的时间和程度：通过测量眼轴长度，结合其他指标，如角膜曲率、晶状体屈光指数等，可以了解孩子的远视储备剩余量，预测近视的发生时间和程度。这有助于家长和医生及时采取干预措施，延缓或避免近视的发生。

● 评估近视防控效果：对于已经近视的患者，通过定期测量眼轴长度，可以评估近视防控效果。如果眼轴长度增长过快，可能说明近视度数在增加，需要调整防控策略。

眼轴检查不需要散瞳，因此检查方式相对方便、快捷。故眼轴检查成为一种常用的眼科检查方法，特别是在儿童眼科检查中更为常用。由于测眼轴在眼科检查中具有重要作用，因此建议家长定期带孩子进行眼科检查。

（二）中小学生的眼保健

采取恰当的近视防控措施，除了科学、正确地进行视力矫正（如配戴框架矫正眼镜、角膜塑形镜、低浓度阿托品控制近视发展等医疗手段）外，养成良好的生活习惯同样非常必要。

● 养成良好的用眼习惯：注意用眼卫生，防止眼睛过度疲劳，电子设备使用时间每次不超过 30 分钟，间隔休息 10 分钟；阅读清晰、字体大小合适的读物，书本与眼睛距离保持在 30 厘米左右，避免长时间近距离用眼。

- 创造良好的用眼环境：教室照明应充足均匀，避免眩光和阴影；课桌椅高度要适合学生身高，保持正确坐姿；保持教室空气流通，避免眼睛干涩。
- 增加户外活动：自然光线能抑制眼轴过度增长，有效预防近视；户外视野开阔，有利于眼睛远近调节，缓解视疲劳。建议每天户外活动 1～2 小时，注意避免正午强光直射；阳光充足或进行高海拔活动时，佩戴太阳镜防护紫外线；运动时注意安全，避免眼部外伤；阴天户外活动同样有益，不必局限于晴天。
- 注重营养平衡：有研究显示，富含维生素 A 的胡萝卜、菠菜有助于维持视网膜功能；富含花青素的蓝莓、紫甘蓝可以改善夜间视力；富含 ω-3 脂肪酸的深海鱼类能缓解干眼症。建议孩子在日常饮食中多摄入深色蔬菜、水果、坚果和鱼类，控制高糖和高脂食品的摄入。合理搭配膳食，可为眼睛提供全面的营养支持。

（三）眼健康科普宣教建议

通过开展广泛的眼健康科普宣教活动，对保障广大中小学生眼健康，控制近视的发生和发展具有重要作用，建议设置以下活动。

- 眼健康讲座：建议医疗机构的眼科医护人员每年深入学校，进行 1～2 次以学生防控近视、爱眼护眼为主题的眼健康讲座。学生家长参加效果会更好，因为家长学习和了解近视防控的科普知识，可取得支持和配合，有效实施。
- 在学校体检前，给中小学生发放近视防控科普小册子和

2.5 米自测视力表，可以有效传播近视防控的具体方法，有利于理论知识的落实。

不同职业人群的眼科体检

不同职业人群的眼科体检主要包括：①视力检查，如远视力、近视力、自配镜视力、矫正视力；②裂隙灯显微镜检查（眼前后段检查）；③电脑验光、眼压检查；④眼底检查。

一、社区及乡村基层大众

以社区及乡村基层眼科体检工作为中心，将光明和温暖送到学校、农村、社区和企业，为广大人民群众提供眼健康服务（表 4–1）。

表 4-1　社区及乡村基层不同年龄人群的眼科体检

年龄段	眼科体检、筛查的建议	责任人
新生儿	常规儿科预约眼科筛查	监护人（家长）
18 岁前	每半年 1 次	监护人（老师及家长）
19—50 岁	每 3 年眼科体检 1 次	本人
15—60 岁	每 2 年眼科体检 1 次	本人
61—80 岁	每年眼科体检 1 次	本人及其子女

二、牧区居民

农村牧区眼科体检工作一般选择农闲季节，需提前通知体检时间。巡回眼科体检小组携带眼科检查器械，如手持裂隙灯、电脑验光仪、压陷式眼压计、检眼镜等，在乡镇卫生院或村卫生室进行。对年迈行动不便的老人，可上门进行眼科体检。

城镇居民眼科体检一般由街道办事处组织，在社区会议室、文体活动室内进行体检，社区医生需参与。

牧区眼科体检项目包括：①视力检查；②眼压检查；③电脑验光检查；④检眼镜检查；⑤裂隙灯显微镜检查。

我国有些边远地区，没有眼科设备和眼科专业人员，如确诊患有糖尿病，应及时到有专科条件的医疗机构检查，及时防治糖尿病眼病。

三、长期使用电脑者

长期使用电脑的人群应高度重视眼健康管理。建议每年进行 1 次全面眼科检查，包括视力、眼压、眼底等项目，及时发现干眼症、视疲劳等问题。日常工作中，遵循“20-20-20”法则，即每 20 分钟远眺 20 英尺（约 6 米）外 20 秒，以缓解眼部肌肉紧张。

工作时调整显示器高度，使视线略向下，减少眼表暴露面积。保持室内适宜湿度和光照，必要时使用人工泪液。适度进行户外活动，让眼睛接触自然光线。若出现持续眼干、视物模糊等症状，应及时就医，避免延误治疗。

四、工矿企业员工

工矿企业单位为员工购买的健康福利体检，一般每1～2年进行1次，以团体进行的全身体检含眼科体检项目。体检医生携带检查设备深入工矿企业，在工会的安排下，在厂医门诊区进行检查。

团队眼科体检套餐多见于企事业单位组织的职工福利。建议做一般眼科体检即可，对眼科检查有异常和眼部有异常感觉者，建议听从医生安排做眼科特殊检查（非必须）。

五、驾驶员

（一）驾驶员（汽车司机）视力标准

- 双眼视力：视力或矫正视力在0.8以上（按照中国交通法规，对驾驶员的视力定期体检）。
- 视野：水平视野150°，如果视野小于30°，不能从事驾驶行业。
- 辨色：正常无色盲（无红绿色盲）。

（二）有以下眼病者为不合格

- 重症沙眼及并发症。
- 高度屈光不正。
- 夜盲症。
- 眼球震颤。
- 其他眼病导致视力下降者。

六、一老一小

（一）老年人眼科体检

随着我国人口老龄化的到来，55 岁以上人群中出现眼部疾病症状的比例越来越高。

1. 敬老院、医养结合院老年人的眼科体检

眼科体检团队随身携带检查器械，定期深入到乡镇、街道办等敬老院、医养结合院为老人进行眼科体检。由敬老院服务人员组织老人有序进行眼科体检。对视力障碍人群，如患白内障、青光眼、老年性黄斑变性等眼病，应及时通知其子女，带老人到专科医院进行进一步检查确诊，及早进行手术或药物治疗。

积极组织敬老院服务人员参加老年人眼健康保健科普学习和培训，以便平时对老年人提供科学的眼保健服务和护理；建议为养老机构老人建立眼健康档案，并进行跟踪服务。

2. 特殊情况的应对措施

(1) 有部分老年人因交通不便、无人陪护等原因不能按时做眼科体检者，体检机构应为老人排忧解难，提供上门服务。

(2) 有些检查复杂、费时，对于年迈体弱不能持久配合检查者，体检人员应耐心细致，并选用快捷的检测方法。

3. 老年人多久做一次眼科体检

60 岁以上老年朋友建议每年做眼科体检 1 次。同时要做全身常规检查。对患有高血压、糖尿病等慢性病的人群，建议每 3 个月检查 1 次血压、血糖，每半年检查 1 次眼底、肾功能和血脂检测。

（二）儿童眼科体检

1. 孩子多不能很好地配合眼科体检

首次眼科体检，学龄前的儿童可能会紧张和害怕，不能很好地合作检查。家长在体检前应给孩子解释检查不会疼痛或不舒服，克服恐惧心理。此外，要教会孩子如何能识别视力表上的“E”字母，提前做好准备，才能顺利完成眼科体检。

2. 儿童多久做一次眼科体检

孩子如果有屈光不正和眼病，应遵照医嘱定期进行复诊。若孩子视力正常，没有明显的屈光不正和其他眼病，一般每半年检查一次。如果孩子有一定程度的屈光不正，但医生没有建议佩戴眼镜，则可以 3 个月至半年检查一次。对建议佩戴眼镜的孩子，则可以 3 个月左右或遵医嘱定期复查。如果孩子在随访期内出现了眼睛异常如看东西眯眼、频繁揉眼等情况，则需要及时就诊。对有斜视和弱视的孩子，则要严格按照医嘱复查。

自助眼科检查

关爱眼健康，主要是靠自己，我们要成为自己和家人眼健康的第一责任人。下面介绍几种自助眼科检查以随时了解眼睛的健康状态，但不能替代专业医疗诊断。

一、观察自己的眼睛

早上起床照镜子，首先观察外表有无异常，有没有黑眼圈、眼睑有无红肿、肿物、下垂、内翻、外翻等，如发现自己的双眼有原因不明的、无痛性的“肿眼泡”要当心肾脏或心脏有问题，应及时到内科检查。

观察双眼巩膜（白眼珠）有无出血（考虑结膜下出血）、黄染（黄疸）；翻开眼睑观察有无充血、滤泡、分泌物（考虑沙眼、滤泡性结膜炎等）等；眼球外观有无突出（考虑甲状腺相关眼病、眶内肿瘤等）；瞳孔大小或双眼是否对称（考虑青光眼或外伤性瞳孔散大等）；眼位是否正常（考虑无斜视、眼肌麻痹等）。压迫内眦部检查是否有黏液脓性分泌物溢出（考虑慢性泪囊炎）。自测眼睛是否有异常或疾病，以便早防早治，做自己的保健医生。

（一）结膜颜色异常

- 结膜充血或有血丝：多见于过度用眼、炎症、过敏、缺乏维生素等。
- 结膜出血：多见于结膜下出血或外伤，反复出血应做血糖、血脂及血压检查，以排除糖尿病、高血压等疾病。
- 结膜黄浊：多见于睑裂斑或肝脏、胆道疾病。
- 结膜发蓝、发白：多见于缺铁性贫血。

（二）眼睑异常

- 眼睑黄色瘤：多见于高脂血症、高蛋白血症等。

- 多发性睑腺炎：多见于不注意用眼卫生、糖尿病等。
- 眼睑下垂：多见于肌无力症（胸腺瘤、胸腺肥大）、抑郁症、脑血管病变、颜面神经麻痹等。
- 眼睑水肿：多见于肾脏疾病、心脏功能异常等。
- 熊猫眼：多见于过度劳累、慢性消耗性疾病、内分泌与代谢异常等。
- 眼睑肿瘤：多见于基底细胞癌、鳞状细胞癌等。

（三）眉毛、睫毛异常

- 眉毛脱落：多见于内分泌系统疾病。
- 眉毛枯燥：多见于营养不良等。
- 眉毛、睫毛变白：多见于白癜风、白化病及高龄老人等。

（四）眼球突出

- 单眼突出：多见于眼眶肿瘤、颅脑疾病等。
- 双眼突出：多见于甲状腺相关眼病等。
- 突发斜视：可能是眼肌麻痹或脑出血的前兆。

（五）瞳孔变化

- 瞳孔缩小：多见于急性农药中毒、脑桥出血或病变。
- 瞳孔散大：多见于颅脑疾病及病危。
- 瞳孔变青：多见于青光眼。
- 瞳孔变红：多见于前方积血，或由眼外伤或全身血液系统疾病引起。
- 瞳孔变白：多见于白内障、早产儿视网膜病变。

- 瞳孔变黄：多见于视网膜母细胞瘤等。

（六）角膜颜色异常

- 角膜呈红色：多见于角膜血染、急性虹膜炎、血小板减少、凝血功能障碍等。
- 角膜呈金绿色或黄棕色：多见于体内铜代谢异常。
- 角膜灰白色（老年环）：多见于血液胆固醇过高或脂肪代谢不良。

（七）虹膜异常

- 虹膜红变：多见于糖尿病视网膜病变晚期、新生血管性青光眼等。
- 虹膜结节：多见于风湿病、结核病等。

二、眼部感觉异常

（一）自觉眼部疼痛或其他不适

根据疼痛性质和严重程度的不同，所患的眼病也不一样，如浅表的疼痛和异物感，考虑是角膜炎或角膜上皮损伤等；眼球深部疼痛剧烈，可能是急性青光眼、虹膜炎、眼内炎及眼眶蜂窝织炎等；眼部瘙痒、干燥、烧灼感和异物感，考虑视疲劳、过敏性结膜炎及干眼症等。

（二）视觉异常

①视物模糊，考虑屈光不正、屈光间质混浊、视网膜及视

神经病变等；②视物变形，考虑黄斑及视神经病变；③视野缺损，考虑青光眼及颅内疾病视觉传导通路的异常；④突发眼前有黑影或黑云飘动，考虑眼底出血等；⑤突发复视，考虑眼肌麻痹等。

（三）色盲自助检查法

分别用不同颜色的蜡笔、毛线团等，识别有无色盲。

三、自我识别早期老年性白内障

患有早期老年白内障可出现以下症状：①无痛性、进行性视力下降；②近视和老视度数减少或不老视了；③自觉眼前有固定黑影，通过黑影能看到物体轮廓；④在明亮处或强光下，视力下降明显；⑤出现单眼复视，晚间可以看到2～3个月亮等。

还有一些疾病容易与白内障混淆：外观和白内障相似，如翼状胬肉、角膜白斑等；症状和白内障相似，如玻璃体混浊、黄斑病变、视神经视网膜病变等。如果怀疑自己有白内障应及时到医院检查，进一步确诊。

四、自助眼科检查

（一）黄斑区病变自查法

用手遮住一只眼睛，用另一个眼睛看远方物体，再换另一个眼看。双眼对比看到的物体是否清晰即可查出哪个眼视力不好。还有眼科门诊常用的阿姆斯勒方格检查表，专用于检测黄斑区病变，家里如果没有这个表格还可自己观看直线、方格状的物体，如门窗、地板砖等，也可以在一张白纸上画出方格，把方格表放在距眼睛 30 厘米处，即我们平时阅读的距离，光线要明亮、均匀。如有近视或老视，需佩戴原有的眼镜进行测试。用手（或眼罩）遮住左眼，右眼凝视方格表中心点。单眼观察有无物体变形、缩小、黑影等，如有异常应及时就医。

（二）眼压自助检查法

对青光眼或眼压高的患者，自己评估眼压的方法如下：①双眼闭合，用自己的右手（食指和中指指腹）触摸眼球，了解自己的眼球硬度。也可用双眼对比法或与正常人眼球的硬度进行对比，可粗略判断眼压是否正常。②双眼闭目向下看，双手食指指腹按压自己的眼球，感觉软硬程度，如与鼻尖部位触感相同，表示眼压基本正常；如和额头相近，提示眼压升高，应及时就医；如和嘴唇一样软绵绵的，提示低眼压。

（三）自测视野法

分别遮盖一眼，向正前方看，观察周围的余光能看到的范围，如视野区有缺损（偏盲）、视野（管状）缩小、黑影等，考虑患有青光眼、视神经及颅内的疾病。视野如有异常，一定要及时到医院就诊。

（四）自测屈光

- 眯眼、近视力看不清、近视率看得清，考虑是近视。
- 近距离看不清，远视力正常（年龄在 45 岁以上），考虑是老视。

- 自制散光表：制作线条均匀，颜色一致，24 个方向、间隔 15 度。如观看时线条不清证明有散光。
- 老视的自测：近距离看东西自觉眼睛酸胀，看近或小的物体不自主头向后仰，离远点才能看清。“花不花 48”，民间普遍认为 48 岁是戴老视镜的门槛。

专家提示

关爱眼健康，主要还要靠自己，做到本人和家人眼健康的第一责任人。

自己应经常对镜子观察自己的眼睛外表有没有异常和变化，视力有无下降，眼部有无其他异常感觉。可选用和对照以上简便的眼部自测方法做自我检查，当眼部出现不适症状及自测结果有异常时，及时就医。在每个年龄段都要悉心爱护、关注双眼健康，同时呵护家人的眼健康，绝不能盲目自信，以免耽误治疗的最佳时机。

第 5 章　眼科手术前的检查

眼科手术前需要做一些相关检查，以确保手术中和手术后的患者安全。检查包括：①眼科检查，是为了了解眼部条件，预测手术效果及并发症等；②全身检查及血生化等检查，如心电图、心脏功能、肝功能、肾功能、凝血时间等，是为了了解患者的手术耐受性；③传染病检查，是为了防止交叉感染。不同的眼科手术还要检查一些针对性的项目。

白内障手术

白内障术前做精准、细致的检查，不仅是为了了解眼底的结构、功能，更是为了精准评估人工晶状体度数，以保证术后的视觉效果。

一、手术前的眼科检查项目

1. 视功能检查。
2. 裂隙灯显微镜检查。

3. 眼压检查。
4. 眼科超声波检查。
5. 角膜曲率、内皮细胞检查。
6. 眼轴生物测量人工晶状体度数。
7. 视觉电生理检查。
8. 激光扫描眼底照相。
9. OCT 检查。

二、手术前的全身检查项目

血压、心电图、胸部 X 线、血常规、尿常规、血糖、乙肝五项、凝血功能、酶联免疫四项，以及心、肺、肝、肾等脏器的功能检查，确保患者可耐受手术，必要时请内科会诊。

青光眼手术

青光眼手术前检查首先要了解眼压及视功能损坏的程度，以评估术后并发症的发生率及术后效果。

一、手术前的眼科检查项目

1. 视功能检查。
2. 眼压测量。

3. 视野检查。

4. 前房角镜检查（UBM 检查）。

5. 免散瞳眼底照相检查。

6. 视觉电生理检查。

7. OCT 检查等（了解视盘损害程度）。

二、手术前的全身检查项目

手术前全身检查项目及化验检查同白内障手术前准备。

玻璃体视网膜手术

玻璃体视网膜手术涉及面比较广泛，包括玻璃体积血切割、视网膜及黄斑前膜、黄斑裂孔、视网膜脱离（裂孔封闭）及玻璃体内异物取出等手术。

一、手术前的眼科检查项目

1. 视功能检查。

2. 眼压检查。

3. 眼底检查，包括直接检眼镜、双目间接检眼镜、裂隙灯联合前置镜、裂隙灯联合三面镜（眼底绘图）、广角眼底照相检查等。检查前需充分散瞳，在暗室内进行。

4. 眼科 B 超检查。
5. OCT 检查等。

二、手术前的全身检查项目

手术前全身检查项目及化验检查同白内障手术前准备。

角膜屈光手术

角膜屈光手术前检查是为了了解角膜的状态、厚度和曲率状态，排除有无圆锥角膜，根据患者情况选择不同的手术方案，以取得术后满意的视觉效果。

一、手术前的眼科检查项目

1. 视功能检查。
2. 电脑验光检查、散瞳验光检查。
3. 裂隙灯显微镜检查。
4. 眼压测量。
5. 角膜地形图测量。
6. 波前像差仪检查。
7. 角膜厚度测量。
8. 眼科超声检查。

9. 眼轴测量。

10. 激光扫描广角眼底照相检查。

11. OCT 检查等。

二、术前全身检查项目

手术前全身检查项目及化验检查同白内障手术前准备。

眼病诊断筛查篇

探索眼睛奥秘　期待光明未来

第 6 章　眼科临床诊断实践

第 7 章　眼病筛查

第 6 章　眼科临床诊断实践

本章系统阐述了眼科诊疗的关键环节，从门诊个人信息采集入手，为精准诊疗奠定基础。在临床实践中，不同眼病往往呈现相似症状，但其治疗方案却大相径庭，因此准确的鉴别诊断显得尤为重要。为帮助读者清晰理解各类眼病的特征，本章特别采用表格形式对常见眼病进行了系统梳理和对比分析。随着现代生活方式的变迁，眼病疾病谱发生了显著变化，特别是电子产品的广泛使用带来了新的眼健康挑战。针对这一现状，本章结合现代生活方式特点，提供了个性化的眼病诊断方案。通过深入学习本章内容，读者将全面掌握眼科疾病的诊断与筛查的核心知识与实践要点，为有效维护眼健康提供科学指导和实践保障。

个人信息采集

一、病史采集

病史采集的过程，犹如侦查工作，经过问诊、眼科检查和实验室检查，发现蛛丝马迹，最终对眼病做出准确的诊断。

病史应按基本资料、主诉、现病史、既往史、个人史、家族史等顺序对患者进行系统的询问和记录（表 6–1）。

表 6-1　病史采集

项　目	内　容
基本资料	受检者姓名、性别、年龄、职业及电话等
主诉	症状体征及其持续时间等
现病史	发病诱因、时间，主要症状，有无伴随症状，缓解和加重的因素
既往史	眼病史，治疗经过及疗效，配镜史（镜片度数），用眼需求（是否持续使用手机等电子产品等）
个人史	可能与眼病相关的嗜好、生活习惯及周围环境
家族史	患者直系三代的健康情况，了解家族眼病及系统性疾病的遗传倾向，如青光眼、白内障、高度近视、视网膜色素变性等
全身病史	全身健康状态，有无糖尿病、高血压、高血脂、动脉硬化、肾脏病等与眼病有关的全身疾病

病历采集过程中，我们需要营造一个轻松的环境，要鼓励患者勇于表达，建立相互信任的医患关系，并且让患者能时时刻刻感受到体检医生的关怀。

二、眼部外观的观察

望诊是医生对受检者的第一印象，有经验的医生通过观察，会有 30% 的把握知道你得的是什么病。

当你进入诊室或坐在诊查桌前，医生就会观察你眼外情况，如眼睑红肿，首先考虑是否发生了睑腺炎；眼内眦红肿，考虑是否患有急性化脓性泪囊炎；短期内发生斜视、眼睑下垂，考虑是否眼肌麻痹，肌无力；眼睑有淤青红肿，考虑是否眼挫伤。通过观察受检者是依靠别人搀扶引导还是自理走路，判定是否有视力障碍及程度。通过受检者表情，可以判定痛苦程度，考虑是否患有急性青光眼等。

望诊只是医生结合自己的临床经验对眼健康状况有了初步认识，确诊还要通过做眼科检查或全身检查。

三、眼部自觉症状与眼病

症状是指患者能够主观感受到的不舒服感觉、异常感觉或外观异常改变。出现症状时：①发病是单侧还是双侧，是急是缓；②是明显还是隐蔽；③病情短暂、间歇还是持续；④部位局限还是弥散；⑤是否经过治疗，疗效如何，既往是否有类似情况出现等。在眼科体检前应该向体检医生尽量讲述详细。

（一）常见症状

- 充血：结膜炎、角膜炎、虹膜炎、青光眼、眼外伤等。
- 出血：眼外伤、高血压、糖尿病、动脉硬化、毛细血管脆性增加等。
- 流泪或溢泪：倒睫、结膜异物、外伤、结膜炎、角膜炎、虹睫炎、先天性青光眼、泪道堵塞、泪点外翻、睑内翻、泪囊炎等。

- 眼干：沙眼、慢性结膜炎、干燥综合征、眼化学烧伤后结膜瘢痕、视疲劳、干眼症等。
- 异物感：结膜炎、角膜炎、异物等。
- 眼痒：过敏性结膜炎、春季卡他性结膜炎、眼睑皮肤病等。
- 烧灼感：结膜炎、屈光不正、视力疲劳等。
- 畏光：角膜炎、虹膜睫状体炎、眼外伤、白化病、瞳孔散大、眼神经官能症等。
- 重度眼痛：青光眼急性发作、急性虹膜睫状体炎、眼部带状疱疹、严重的眼外伤、眼内炎等。
- 轻度眼痛：视疲劳、球后神经炎、屈光不正等。
- 眼眶痛：球后神经炎、眼球筋膜炎、眶骨膜炎、外伤等。
- 头痛伴眼痛：屈光不正、青光眼、偏头痛等。
- 眼分泌物多：各种类型结膜炎、细菌性角膜炎等。
- 眼前黑影：玻璃体混浊、晶状体混浊、视网膜脱离、玻璃体后脱离等。
- 眼前闪光：玻璃体后脱离、视网膜脱离、脉络膜视网膜炎等。
- 视力突然下降：角膜炎、虹膜睫状体炎、视神经炎、眼外伤、视网膜出血、玻璃体积血、视网膜脱离、视网膜血管栓塞、青光眼急性发作、药物中毒、癔症及伪盲等。
- 视力缓慢下降：白内障、慢性青光眼、玻璃体混浊、葡萄膜炎、老年性黄斑变性、视网膜脱离等。
- 视物变形：散光、黄斑病变、视网膜脱离等。
- 双眼复视：眼肌麻痹、球后肿瘤、屈光参差、外伤等。

- 单眼复视：屈光不正、多瞳症、晶状体半脱位、白内障等。
- 夜盲：视网膜色素变性、视神经病、青光眼、维生素 A 缺乏等。
- 昼盲：中央角膜白斑、核性白内障等。
- 突然近视：糖尿病、睫状体痉挛等。
- 一过性黑矇：视网膜中央动脉痉挛、闪辉性暗点、颅内压增高等。
- 视野缺失：青光眼、视网膜脱离、视神经病变、视网膜出血及颅内病变等。

（二）视野缺损

在眼科症状方面，视力和视野改变最常见。很多患者视物时眼前有一片暗区（视野缺损），但由于不影响正常的生活和工作而未及时诊治，等到暗区增大或出现其他不适就诊时，除了眼科疾病，还有一些是颅内肿瘤或病变压迫视路而引发。如果确诊是肿瘤引起，此时常已失去最佳治疗时机。因此，发现视野缺损，无论是否严重，均需及时就医。

（三）一过性（闪电式）黑矇

一过性黑矇是指数分钟内黑矇（暂时性失明），随即视力恢复，可为单眼或双眼，单眼多因眼部视网膜中央动脉或分支动脉阻塞，双眼多因全身性疾病（如脑血管痉挛、缺血及栓塞等）。当发生一过性黑矇，应及时到眼科治疗，如不及时治疗会导致失明。

眼病的由来

一、常见眼病因素

- “三高”：高血糖、高血压、高血脂可导致糖尿病眼病、高血压眼底血管病等。
- 过量饮酒、长期吸烟：甲醇中毒性视神经炎、黄斑变性、白内障等。
- 过度用眼：如视频终端综合征、老视、急性青光眼、球结膜下出血等。
- 细菌、病毒、微生物感染：眼部感染性疾病等。
- 气温、季节变化：气温骤降，中老年人易引发球结膜下出血、急性青光眼、视网膜动脉阻塞等。春季风沙、花粉导致过敏性结膜炎等。
- 生活环境：经常在户外劳动，受紫外线强烈照射，可引发慢性结膜炎、睑缘炎、翼状胬肉、干眼症及白内障等眼病。
- 情绪：情绪激动等可引起青光眼急性发作、癔症性黑矇、幻觉等。
- 营养不良：如饥饿减肥、素食者，维生素 A 常缺乏，可导致角膜病变、慢性睑缘炎、夜盲症及角膜软化症等。
- 外伤：各种钝性伤或锐性伤可直接导致眼组织的损伤。
- 药物：不正确的点眼、不合理的用药、误点眼药，可引发激素性青光眼、眼部过敏、中毒性眼病等。
- 内分泌系统疾病：如甲状腺功能异常可导致甲状腺功能

障碍性眼病等。

- 职业：如农牧民在野外劳作，受紫外线、风沙等影响，眼睑、结膜、泪道等眼表病高发。
- 基因：遗传可导致先天性、遗传性眼病，如近视、色盲、色弱、斜视等。
- 年龄：高龄可引起结膜松弛症、老年环、老年性黄斑变性、老年性白内障等（图 6–1）。

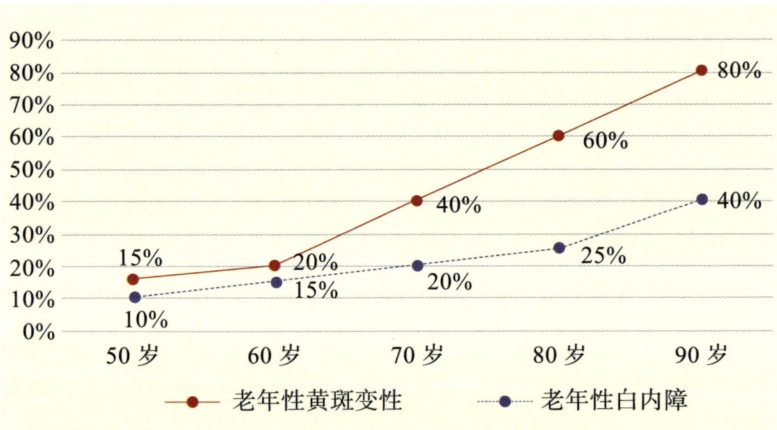

图 6-1　年龄相关性眼病

- 臆想症：检查不出任何眼部问题，但受检者坚持认为眼部有各种症状或有幻视。

二、吸烟与眼健康

吸烟危害健康是不争的事实，控制吸烟和戒烟是疾病预防和保健最重要、可行的措施。吸烟过多可导致烟草中毒性弱视。据研究证明，吸烟对眼健康的影响主要通过血液循环途径诱发视网膜、视神经和晶状体的病变。烟草中释放多种化学物质及有害气体（尼古丁、胺类、一氧化碳、氰化物及酚类化合物等），可增加老年性白内障、黄斑变性、视神经病变等，提高视力受损等眼病发生概率。

三、不同年龄段易患眼病

很多眼病与年龄相关，以下是不同年龄段较常见的眼病介绍。

- 小儿眼病（0—5 岁）：急性结膜炎、先天性泪囊炎、先天性上睑下垂、小儿斜视、小儿眼外伤、先天性白内障、视网膜母细胞瘤、早产儿视网膜病变等。
- 儿童青少年眼病（5—18 岁）：滤泡性结膜炎、春季卡他性结膜炎、沙眼、屈光不正、斜视、慢性睑缘炎、睑腺炎、睑板腺囊肿、眼睑痉挛等。
- 青壮年眼病（19—40 岁）：视网膜静脉周围炎、虹膜炎、巩膜炎、中心性视网膜炎、病毒性角膜炎、调节疲劳、干眼症等。
- 中年（40—60 岁）：视网膜血管栓塞、眼睑黄色瘤、视网膜脱离、青光眼、白内障、麻痹性斜视、干眼症、翼状胬肉、视疲劳、玻璃体混浊、糖尿病视网膜病变等。
- 老年人眼病（60 岁以上）：眼部肿瘤、老年性白内障、角膜变性、黄斑变性、视网膜血管栓塞、翼状胬肉、糖尿病视网膜病变、青光眼等。

常见眼病的鉴别诊断

一、网络碎片化信息与疾病诊断

目前，虽然网络发达，信息搜索便捷，但碎片化的疾病知识并不一定准确，甚至可能引发过度恐慌。

首先，网络上的信息质量参差不齐，可能来自不可靠来源且缺乏专业审核，导致内容不准确或过时。例如，“白内障要等看不见了再手术”，这是在多年前没有出现白内障超声乳化这类微创手术时的治疗建议，目前白内障的微创手术在白内障影响视力时就可以手术，等到白内障成熟反而增加手术难度。

其次，信息通常零散且缺乏系统性，读者难以全面理解疾病，容易断章取义，产生误解。例如，眼部红、有磨痛，根据症状搜索可能查到“沙眼”的诊断，沙眼指沙眼衣原体感染，在 20 世纪 80 年代沙眼非常普遍，但随着卫生环境的改善，医疗技术的进步，目前沙眼衣原体感染已经非常少见，真正引起眼睛红、磨痛的原因往往是细菌、病毒感染或干眼症等引起的结膜炎。

最后，人们常根据片面信息自我诊断，可能夸大症状，误以为患有严重疾病，引发不必要的焦虑。例如，发现眼睛周围一片红，通过网络搜索自我诊断“眼底出血”，其实，眼表面覆盖着结膜，镜中看到的“一片红”是结膜下出血。

因此，我们判断病情不能依赖网络，学习一些疾病鉴别方法有利于避免不必要的焦虑和错误用药。

二、容易混淆的眼病

下面介绍几种因症状和体征相似而容易混淆的眼病（表 6–2 和表 6–3）。

表 6-2　睑腺疾病的分类及鉴别诊断

鉴别项目	睑腺炎（麦粒肿）	睑板腺囊肿（霰粒肿）
病因	Zeis 腺及睑板腺感染	睑板腺阻塞
红肿疼痛	有	无
眼睑脓肿	有	无
质地	早期硬，数日后变软	质硬
治疗	口服抗生素，热敷，脓肿局限后切开排脓	理疗，手术切除

表 6-3　眼睑恶性肿瘤的鉴别诊断

鉴别项目	基底细胞癌	睑板腺癌	鳞状细胞癌	恶性黑色素瘤
来源	皮肤及附属器	睑板腺	皮肤及黏膜细胞	正常皮肤或痣
部位	睑缘内眦部	上睑	睑缘及泪点	睑缘内外眦部
性别	男多于女	女性多见	男多于女	无差别
形状	半透明结节状	黄色结节	乳头状、菜花状	黑色结节
溃疡	有	少	有	有
转移	很少	有淋巴结转移	局部或全身	局部或全身

三、结膜炎

结膜炎的诊断依据和鉴别诊断见表 6–4 和表 6–5。

表 6-4　结膜炎诊断依据

类　别	介　绍
病史及症状	患眼异物感、怕光、流泪、烧灼感等
临床检查	结膜充血、乳头、滤泡及分泌物等
细胞学检查	在结膜表面刮取细胞进行涂片、染色，在显微镜下观察细胞的形态、类型及数量
细菌学检查	包括细菌培养和涂片革兰染色。将结膜分泌物接种在特定的培养基上，让细菌生长繁殖，以确定细菌的种类和药敏情况；涂片革兰染色则是将分泌物涂片后进行染色，在显微镜下观察细菌的形态和革兰染色特性，初步判断细菌的类型

表 6-5　各类结膜炎鉴别诊断

类　别	细菌性结膜炎	病毒性结膜炎	春季结膜炎
病因	各种细菌	病毒	过敏原
流行趋势	无	流行	无
发病年龄	不同年龄均可发病	不同年龄均可发病	青少年
视力	不影响	侵犯角膜时，可影响视力	不影响
分泌物	脓性	水样黏液	少见
病程	5～7 天	7～10 天，最长可达数月	长，夏天重，冬天缓解，成年自愈
体征	睑结膜和球结膜出血、水肿，重者眼睑水肿	睑结膜和球结膜出血、水肿，眼睑水肿，贴膜可见出血，穹结膜滤泡多	睑结膜乳头扁平、肥大，角膜缘部球结膜出血，呈胶样改变

（续表）

类　别	细菌性结膜炎	病毒性结膜炎	春季结膜炎
并发症	可并发角膜溃疡	可并发点状角膜炎	偶有角膜炎
预防	勤洗手，日常用品常消毒，注意卫生	流行季节勤洗手，毛巾要消毒，防止接触传染	避免过敏原，戴防紫外线太阳镜

四、沙眼

（一）沙眼的诊断依据

1. 上穹窿部和上睑板结膜血管模糊充血、乳头增生或滤泡行成。

2. 用放大镜检查，可见角膜血管翳。

3. 上穹窿和上睑结膜出现瘢痕。

4. 结膜刮片有沙眼包涵体。

在第一项的基础上，兼有其他三项之一者，即可诊断。

（二）我国沙眼的分期（表6-6）

表 6-6　沙眼的分期

分　期	标　准
Ⅰ期：进行期（活动期）	乳头滤泡并存，上穹窿结膜组织不清，有血管翳
Ⅱ期：退行期	结膜以瘢痕为主，残留少许活动病变
Ⅲ期：完全瘢痕期	活动病变消失，结膜完全被瘢痕覆盖，不具传染性

根据乳头和滤泡总量相当于上睑结膜面积的比例分为：①轻度(＋)，占 1/3 以下面积；②中度（＋＋)，占 2/3 面积；③重度（＋＋＋)，占 2/3 以上面积

五、结膜松弛症

结膜松弛症是一种常见的眼科疾病，主要表现为结膜组织松弛和下垂。这种病症多见于中老年人，尤其是长期从事户外工作或生活在干燥环境中的个体。结膜松弛症不仅影响美观，还可能导致眼部不适、异物感、干涩等症状，严重时会影响视力。

结膜松弛症的病因较为复杂，通常与年龄增长、长期用眼过度、眼部炎症、环境因素等有关。随着年龄的增长，结膜组织逐渐失去弹性和紧致度，导致松弛和下垂。此外，长时间使用电子设备、接触风沙、烟尘等，也会加重结膜松弛症的症状。

对于结膜松弛症的治疗，主要以缓解症状和改善生活质量为主。轻度患者可以通过滴用人工泪液、配戴湿房镜等方式缓解眼部不适。对于症状较重的患者，则需要进行手术治疗，通过切除多余的结膜组织来恢复眼表的正常功能。无论采取何种治疗方法，患者都应定期到医院进行复查，以确保病情得到有效控制。结膜松弛症分级见表 6–7。

表 6–7　结膜松弛症的分级

分　级	松弛结膜皱褶	向下注视时	泪液排出
Ⅰ	细小、单层，皱褶未超过泪河高度	不变	基本正常
Ⅱ	明显、多层，皱褶超过泪河高度	加重（++）	轻度异常

（续表）

分　级	松弛结膜皱褶	向下注视时	泪液排出
Ⅲ	皱褶骑跨于下，覆盖下睑缘	加重（+++）	中度异常
Ⅳ	松弛结膜皱褶影响睑裂闭合，有眼球暴露	加重（++++）	重度异常

六、翼状胬肉

翼状胬肉，是局部球结膜纤维血管组织呈三角形增生并累及角膜的一种疾病。胬肉尖端为头，角膜缘部分为颈，球结膜部宽大肥厚部分为体。翼状胬肉诊断要点如下。

1. 早期无症状，当胬肉遮挡瞳孔区，可引起视物模糊，重者可影响眼球运动。

2. 发生于睑裂部，可破坏角膜上皮及前弹力层。

3. 常双眼发病，鼻侧多见，角膜灰白混浊，球结膜出血、肥厚。

4. 分期：进行期，胬肉充血、肥厚，刺激症状明显；静止期，胬肉体部呈薄膜状，充血不明显，头部平坦，此期症状轻，不发展，不消失。

七、细菌性、真菌性、病毒性角膜炎

细菌性、真菌性、病毒性角膜炎的鉴别诊断见表 6-8。

表 6-8　细菌性、真菌性、病毒性角膜炎的鉴别诊断

鉴别项目	细菌性角膜炎	真菌性角膜炎	病毒性角膜炎
病因	角膜上皮受损，细菌侵犯感染	真菌为曲霉菌属和镰刀菌属	单纯疱疹病毒、带状疱疹、牛痘苗病毒、腺病毒等
病史	大多有外伤或泪囊炎病史	常有农业外伤史，与长期用抗生素、激素有关	多次反复发作，上呼吸道感染或劳累为诱因
起病	急，发展迅猛	亚急，发病慢	缓慢
刺激症状	重	相对轻微	轻
溃疡	中央性溃疡，分界模糊	溃疡浓密，苔垢状病灶	盘状或地图状，基质水肿
形态特征	灰白色或灰黄色，溃疡边缘整齐，周围组织水肿	与周围境界分明，可见浅沟及树枝状卫星灶	后弹力层皱折
KP 形态	尘状，严重时与前房积脓融为一体	糨糊或米粥状	灰白或绒球状在病灶相应部位内皮侧
前房积脓	常有前房积脓	黏稠而带色，正中高，两侧低，且不随头位移动	一般无
细菌培养	可有致病菌生长	无细菌或偶有杂菌	无细菌或偶有杂菌
真菌培养	无	有真菌生长（找到菌丝）	无

（续表）

鉴别项目	细菌性角膜炎	真菌性角膜炎	病毒性角膜炎
分泌物	脓性，量较多	水样或黏脓性	浆液性
角膜知觉	减退	减退	减退
治疗	抗生素	抗真菌药	抗病毒药

八、前巩膜炎

前巩膜炎的分型和诊断见表 6–9。

表 6–9　前巩膜炎的分型和诊断

特　点	弥漫性	结节性
结膜出血	有	有
眼痛	有	有
视力下降	有	有
巩膜出血	有	有
范围	局限性或眼球全部	局限性或眼球全部
深层巩膜结节	无	局限性结节
巩膜血管迂曲扩张	有	有
侵犯角膜	不	硬化性角膜炎
巩膜颜色	红	紫红
预后	好	早治疗者效果更好

九、慢性单纯性（开角型）青光眼

慢性单纯性（开角型）青光眼是一种常见的青光眼类型，通常与眼内压增高有关。由于此病进展缓慢，早期症状不明显，因此常常被忽视。慢性单纯性青光眼主要影响成年人，尤其是 40 岁以上的人群。因其具有隐匿性，定期进行眼科检查对于早期发现和治疗至关重要，其诊断见表 6-10。

在慢性单纯性青光眼的早期，患者可能仅感到轻微的视力模糊或视疲劳。随着病情的进展，视野会逐渐出现缺损，尤其是在视野的周边部分。如果不及时治疗，视野缺损会逐渐向中心扩展，最终可能导致失明。

治疗慢性单纯性青光眼的主要方法是降低眼内压，通常使用药物即可实现，例如，使用眼药水或口服药物。在某些情况下，可能需要进行激光治疗或手术来帮助控制眼内压。早期诊断和治疗可以有效减缓病情的进展，保护患者的视力。

表 6-10　慢性单纯性（开角型）青光眼的诊断

体　征	介　绍
特点	发病隐蔽，无明显症状，进展缓慢，不易察觉
早期眼压不稳定	24 小时眼压差＞8mmHg。一般无任何症状，当发展到一定程度时，自觉视物模糊，眼胀痛等症状
晚期视野缩小成管状	部分患者有虹视或视物模糊，最后失明
房水动力学检查	早期房水流畅系统正常或偏低，晚期明显降低，≤0.11

（续表）

体　征	介　绍
视野	早期为旁中心暗点、弓形暗点、中心和周边鼻侧阶梯；晚期为管状视野，但中心视力一般不受影响
房角	一般房角开放，少数为窄角，眼压升高时房角仍然开放
眼底	视盘凹陷增大，①双眼杯盘比差＞0.2；②单眼杯盘比≥0.6；③盘沿组织丢失，视盘凹陷呈垂直卵圆形扩大；④盘沿宽窄不均或出现切迹；⑤部分或完全的视盘周围晕轮
视网膜神经纤维层缺损	早期为暗黑色的细隙状或楔状局限性小缺损；晚期为普遍弥漫性萎缩
对比敏感度检查	对比敏感度阈值升高，敏感度下降
视觉电生理检查	图形视网膜电图，早期可有波幅降低；图形诱发电位波幅降低，潜伏期延长
色觉检查	早期有蓝－黄色觉障碍

十、急性闭角型青光眼与急性虹膜睫状体炎

急性闭角型青光眼与急性虹膜睫状体炎是眼科中常见的两种急性炎症性疾病，它们虽然在临床表现上有所相似，但病因、病理机制及治疗方法却各有不同。

急性闭角型青光眼主要是由于眼内压急剧升高导致的一种眼科急症，其典型症状包括剧烈眼痛、头痛、恶心、呕吐及视力急剧下降。眼压的升高通常是由于房水循环受阻，导致房水在眼内积聚所致。急性闭角型青光眼的治疗需要迅速降低眼

压，常用的方法包括药物治疗、激光治疗和手术治疗。

急性虹膜睫状体炎是一种以虹膜和睫状体的炎症为特征的眼病，其主要症状包括眼红、眼痛、畏光、流泪及视物模糊。急性虹膜睫状体炎的病因复杂，可能与自身免疫、感染等因素有关。治疗上，通常需要使用皮质类固醇来控制炎症反应，并配合使用散瞳剂以防止虹膜粘连。

尽管这两种疾病在临床表现上有相似之处，但它们的诊断和治疗方案却需要根据具体情况进行个体化处理。眼科医生通常会通过详细的病史询问、眼部检查，以及必要的辅助检查来区分这两种疾病，并制订相应的治疗方案。及时准确的诊断和治疗对于防止视力丧失和减轻患者痛苦至关重要。

急性闭角型青光眼与急性虹膜睫状体炎的鉴别诊断见表6-11。

表 6-11　急性闭角型青光眼与急性虹膜睫状体炎的鉴别诊断

项　目	急性闭角型青光眼	急性虹膜睫状体炎
视力	显著减退	不同程度的减退
瞳孔	竖椭圆形开大，对光反射消失	缩小、不规则、后粘连、对光反射迟钝
角膜	上皮水肿，呈哈气状混浊	透明或水肿，后壁有灰白色沉着物
前房	明显变浅，闪光阴性或轻度阳性	深度正常，闪光阳性
眼压	明显升高	正常，有时稍高
症状	虹视、剧烈头痛或同侧头痛、恶心呕吐	眼痛较轻，怕光，无虹视

（续表）

项　目	急性闭角型青光眼	急性虹膜睫状体炎
治疗	缩瞳，降低眼压	扩瞳，使用激素类药物

十一、前葡萄膜炎、后葡萄膜炎

前葡萄膜炎与后葡萄膜炎是两种不同类型的色素膜疾病。前葡萄膜炎主要影响眼睛的前部结构，包括虹膜和睫状体，而后者则主要影响眼睛的后部，特别是脉络膜和视网膜。这两种疾病虽然在解剖位置上有所不同，但它们都可能导致视力下降、眼痛、红眼和对光敏感等。

前葡萄膜炎的常见原因包括感染、自身免疫反应和外伤。治疗通常包括使用局部或全身的抗炎药物，以及针对病因的特定治疗。例如，由感染引起者，可能需要使用抗生素或抗病毒药物；自身免疫性前葡萄膜炎，可能需要使用免疫抑制剂或皮质类固醇。

后葡萄膜炎的治疗则更为复杂，因为脉络膜和视网膜的炎症可能对视网膜造成永久性损害。治疗通常包括使用局部或全身的皮质类固醇，以及免疫抑制剂。在某些情况下，可能还需要进行激光或药物注射来控制炎症。

无论是前葡萄膜炎还是后葡萄膜炎，早期诊断和治疗都是至关重要的，以防视力的进一步损害。患者应定期进行眼科检查，并遵医嘱，以确保最佳的治疗效果。两者鉴别诊断见表 6–12。

表 6-12　前葡萄膜炎和后葡萄膜炎的鉴别诊断

特　点	前葡萄膜炎	后葡萄膜炎
病变部位	虹膜和睫状体	脉络膜炎并常累及视网膜
症状	● 畏光、流泪及疼痛 ● 睫状体出血、房水混浊 ● 角膜后沉着物 ● 虹膜出血、纹理不清 ● 瞳孔变小、对光反射迟钝 ● 晶状体后腔和前玻璃体混浊，闪光和浮游物阳性	● 视力下降，伴有视物变形及飞蚊症 ● 玻璃体混浊 ● 眼底改变：早期灰黄色或灰白色，边界不清的脉络膜病灶，位于视网膜血管下，视网膜水肿、混浊，伴视网膜血管炎、渗出性视网膜脱离，后期脉络膜萎缩形成“晚霞样”眼底
鉴别诊断	● 急性结膜炎 ● 急性闭角型青光眼	● 眼内肿瘤 ● 老年性黄斑变性 ● 视网膜色素变性
并发症	● 角膜混浊 ● 虹膜前后粘连 ● 并发性白内障	● 黄斑部水肿 ● 视盘充血、水肿 ● 视网膜血管炎 ● 视网膜脱离 ● 眼球萎缩

十二、玻璃体病变

玻璃体病变是指玻璃体的正常结构发生改变，导致视力下降、视野缺损等症状的一类疾病。玻璃体是位于眼球后部的一种透明胶状物质，它对维持眼球的形状和透明性起着重要作用。玻璃体病变的类型多样，包括玻璃体混浊、玻璃体脱离、玻璃体积血等。常见玻璃体病变的鉴别诊断见表 6-13。

表 6-13　玻璃体病变的鉴别诊断

分　类	介　绍
玻璃体混浊或絮状混浊	生理性：玻璃体透明，有色素颗粒或其他细颗粒样混浊，玻璃体尘（飞蚊症）状不影响观察眼底，不影响视力；病理性：玻璃体混浊加重，眼底看不清，视力严重受影响，如严重的玻璃体炎症渗出反应、出血膜、积血等
玻璃体液化	多见于高度近视、无晶状体眼、视网膜脱离、玻璃体切割术后及身体虚弱的高龄老人等
玻璃体后脱离	为玻璃体基底部以后的玻璃体与视网膜相互分离，多见于高度近视、眼内炎症、出血，视网膜色素变性等
玻璃体积血	由手术、外伤、玻璃体后脱离、脉络膜或视网膜血管性疾病引起。少量的出血表现为飞蚊症或眼前黑影飘动，大量出血导致玻璃体混浊，眼底无红光反射，视力严重下降
结晶样玻璃体变性	玻璃体内出现白色结晶小颗粒，随着眼球转动，在玻璃体内飘动。多发生于健康老年人，一般不影响视力，无须治疗

十三、眼内炎

眼内炎的眼部表现及眼科检查如下。

1. 受伤眼（或手术眼）视力突然下降或丧失。

2. 受伤眼球突然出现疼痛加剧、眼胀、眼睑痉挛、流泪、畏光等症状。

3. 伴有发热、头痛等症状；血常规检查，白细胞增高。

4. 球结膜高度充血、水肿。

5. 睫状体出血、前房渗出、房水混浊、积脓。

6. 玻璃体混浊，黄光反射。

7. 超声检查显示玻璃体混浊、条索、阴影。

8. 眼内炎者除上述症状加重外，还可伴有眼球突出和运动障碍。

十四、原发性视网膜脱离

原发性视网膜脱离多有如下表现。

1. 发病男多于女，多为单眼发病，可伴有眼外伤史。

2. 发病时先感到眼前黑矇、闪光感，然后有视野缺损、视力下降。

3. 脱离的视网膜成灰色或青灰色，视网膜表面血管爬行，轻微震颤，严重则可遮盖视盘，甚至呈漏斗状完全脱离。

4. 裂孔的形态大小及数目不等，视网膜裂孔呈红色，裂孔周围的视网膜呈白色或灰白色，颞上侧最多，其次是颞下侧，鼻侧少见。

5. 圆形或椭圆形裂孔，常见于颞侧周边部及黄斑部，多由囊样变性形成。

6. 马蹄形裂孔多位于周边，尤其颞上方，裂孔的视网膜瓣与玻璃体有粘连，常飘动或浮起。

7. 锯齿缘断离多见于颞下侧，常由外伤引起。

8. 眼压开始正常，以后逐渐变低。

9. 屈光间质混浊者，超声检查可提示视网膜脱离。

十五、视网膜中央血管系统阻塞

视网膜中央血管系统阻塞是眼科中一种非常严重的疾病，它会导致视网膜中央动脉或静脉的血流受阻，从而引起视网膜组织的急性缺血和缺氧。这种阻塞通常发生在视网膜中央动脉，因为该动脉较细，容易发生血栓形成或栓塞。视网膜中央动脉阻塞的典型症状包括突发的、无痛的视力丧失，患者可能会描述为“眼前像有一块黑幕遮挡”。由于视网膜中央动脉供应视网膜的大部分区域，因此这种阻塞会导致严重的视力受损，甚至完全失明。

视网膜中央静脉阻塞虽然较少见，但同样会导致视力下降，其症状通常表现为视物模糊、视野缺损和视网膜出血。与动脉阻塞不同，静脉阻塞可能与高血压、糖尿病等全身性疾病有关。由于静脉系统具有一定的侧支循环，因此静脉阻塞引起的视力受损可能不如动脉阻塞那么迅速和严重，但如果不及时治疗，也可能导致严重的视力下降。

无论是动脉还是静脉阻塞，早期诊断和治疗对于恢复视力至关重要。眼科医生常会通过眼底检查、荧光素血管造影等方法来确诊，并根据具体情况采取相应的治疗措施，如激光治疗、抗凝治疗或手术干预等。此外，患者在日常生活中应积极控制高血压、糖尿病等危险因素，以降低视网膜血管阻塞的风险。

视网膜中央动脉与中央静脉阻塞的鉴别诊断见表 6–14。

表 6-14 视网膜中央动脉与中央静脉阻塞的鉴别诊断

项 目	视网膜中央动脉阻塞	视网膜中央静脉阻塞
病因	动脉痉挛、动脉壁改变、血栓形成、血管外部受压或栓塞等原因使动脉主干血流中断	动脉供血不足、血管壁和血液成分的改变及血流动力学改变，这些病因常相互影响
视力	突然丧失，甚至无光感，如为分支阻塞，则有相应的视野缺损	视力损坏以阻塞的程度及是否累及黄斑部而异
眼底	• 视网膜动脉管径高度狭窄，血柱呈串珠状，串珠不能或缓慢向前移动 • 视网膜呈乳白色混浊，黄斑部见一樱桃红点 • 视盘境界稍模糊、色稍淡，压迫眼球不能引起视网膜动脉搏动 • 视网膜混浊一般在 2 周左右消退后出现视网膜和视盘萎缩 • 如为分支动脉阻塞，其相应供血区视网膜出现灰白色水肿 • 有睫状动脉者，视盘与黄斑之间仍有血液供应，可保留中心视力及部分视野	• 眼底改变随病程早晚、阻塞部位、阻塞程度不同而异 • 早期可见静脉怒张迂曲，部分呈节段状 • 视网膜水肿、混浊，阻塞部位出现不同程度火焰状的视神经纤维层出血 • 黄斑部放射状皱折，星芒状斑或囊样水肿 • 出血量多时，可见视网膜前出血，甚至玻璃体积血，眼底看不见 • 晚期可见血管白鞘或管状白鞘，视盘及视网膜可见新生血管

（续表）

项　目	视网膜中央动脉阻塞	视网膜中央静脉阻塞
荧光造影	中央动脉无荧光灌注或充盈延缓，视盘处中央静脉逆行充盈，黄斑部周围小动脉荧光充盈突然停止，如树枝被砍断状，数周后血流可完全恢复，荧光造影恢复正常	荧光遮盖，动静脉充盈迟缓，静脉管壁渗漏及其附近组织呈弥漫性强荧光，黄斑周围毛细血管明显荧光渗漏，潴留于囊样间隙中，病变晚期出现无灌注区及各种异常路径的侧支循环、新生血管等

十六、糖尿病性黄斑水肿

糖尿病性黄斑水肿是一种常见的糖尿病并发症，主要影响眼睛的黄斑区域。黄斑是视网膜中负责中心视力的部位，一旦发生水肿，将严重影响患者的视力。糖尿病性黄斑水肿的形成与长期高血糖导致的血管损伤密切相关。血管内皮生长因子的异常增加是导致血管通透性增加和水肿形成的主要原因。

糖尿病性黄斑水肿的分级标准见表 6-15。

表 6-15　糖尿病性黄斑水肿的分级标准

分　级	散瞳眼底检查所见
轻度	远离黄斑中心的后极部，部分视网膜增厚或出现硬性渗出
中度	视网膜增厚或硬性渗出接近但未累及黄斑中心
重度	视网膜增厚或硬性渗出累及黄斑中心

十七、视盘水肿和视盘炎

视盘水肿和视盘炎是眼科中常见的两种视神经病变。视盘水肿，是由于视盘处的静脉回流受阻，导致视盘水肿。患者可能会出现视物模糊、视野缺损等症状，严重时甚至会失明。视盘炎则是视盘的炎症，通常与感染、自身免疫疾病或颅内压增高有关。患者可能会感到眼痛、头痛，并伴有视力下降。这两种病变都需要及时的诊断和治疗，以避免视力的进一步损害。两者鉴别诊断见表 6–16。

表 6–16　视盘水肿和视盘炎的鉴别诊断

类　别	视盘水肿	视盘炎
自觉症状	以头痛等颅内压增高的症状为主	以视力的急剧减退为主
眼别	多为双眼，但双眼可不一致	多数为单眼，也可为双眼
视力	早期可正常，在后期或累及黄斑部视力可减退	视力迅速减退
视盘	紫红色，隆起明显，常大于 3 个屈光度	呈现潮红色，隆起不明显，常小于 3 个屈光度
视野	生理盲点扩大	中心暗点或向心性缩小
病情	1～2 年	较短，一般在 1 个月后消退
头颅 CT	可有颅内压增高的各种表现	正常
病理性反射	有	无

视盘水肿、视盘炎及视盘缺血是眼科中常见的视神经病变（表 6-17），它们对视力的影响程度和治疗方式各不相同，通过综合运用各种检查手段和治疗方法，可以有效地控制病情，减少视力受损，提高患者的生活质量。

表 6-17　视盘水肿、视盘炎及视盘缺血病变的鉴别

类　别	视盘水肿	视盘炎	视盘缺血
年龄	任何年龄	任何年龄	中老年人
眼别	双眼	双眼及单眼	双眼先后发病
发病	缓慢	急剧	急剧
视力障碍	早期无明显障碍	严重	严重
视盘隆起度	可隆起较高	不超过 3D	不超过 3D
视盘颜色	正常或稍浅	充血	色淡
视网膜静脉	正常或稍充盈	充盈	正常
视野	生理盲点扩大	生理盲点扩大	连于盲点的神经束缺损
终期	继发性视神经萎缩	重者继发性视神经萎缩	原发性视神经萎缩
病因	颅内压增高	多不明	筛板前区缺血
治疗	降低颅内压	抗炎，皮质类固醇	改善血循环，皮质类固醇

十八、视网膜动脉硬化

视网膜动脉硬化是视网膜血管疾病的一种，通常与全身性动脉硬化有关。这种病变的特点是视网膜动脉出现管壁增厚、反光增强和管径狭窄，严重时可导致视网膜组织缺血和视功能损害。视网膜动脉硬化的进展与高血压、糖尿病、高血脂等心血管疾病风险因素密切相关。在早期，患者可能无明显症状，但随着病变的进展，可能出现视物模糊、视野缺损等症状。因此，对于有心血管疾病风险因素的患者，定期进行眼底检查是非常必要的，以便早期发现和干预视网膜动脉硬化。视网膜动脉硬化的分期见表 6-18。

表 6-18　视网膜动脉硬化的分期

分　期	名　称	主要表现
Ⅰ期	动脉痉挛期	主要为血管收缩、变窄，血管粗细不均匀；管壁透明度下降，看不到静脉血柱
Ⅱ期	动脉硬化期	主要为动脉硬化，动脉变细，动静脉比例为 1∶2 或 1∶3，动脉反光增强，呈铜丝状或银丝状，出现一级、二级，甚至三级动静脉交叉压迫症
Ⅲ期	视网膜病变期	视网膜渗出，在Ⅱ期基础上视网膜出现棉绒斑和片状出血等
Ⅳ期	视盘水肿期	除Ⅲ期表现外，还出现视盘水肿

十九、视神经萎缩

视神经萎缩是一种严重的视神经病变，其特征是视神经纤维的丧失，导致视野缺损甚至完全失明。视神经萎缩可以是原发性的，也可以是继发性的。原发性视神经萎缩通常与遗传因素有关，而继发性视神经萎缩则可能由多种原因引起，包括外伤、炎症、血管疾病、代谢异常、药物毒性等。具体鉴别诊断见表 6-19。

表 6-19　原发性与继发性视神经萎缩的鉴别

特　点	原发性视神经萎缩	继发性视神经萎缩
病因	视网膜中央动脉阻塞、动脉硬化或痉挛、脊髓痨、垂体肿瘤、中毒、外伤、球后视神经炎、脱髓鞘病等	视盘炎、视盘水肿、视盘血管炎（Ⅰ型）、视神经视网膜炎、视网膜脉络膜炎等
病变部位	筛板后的视神经、视交叉、视束及外侧膝状体的视路损害所致，其萎缩过程是下行的	病变发生在视盘、视网膜、脉络膜，其萎缩过程是上行的
视盘颜色	苍白或瓷白	青灰、污浊或蜡黄
视盘边缘	清晰	模糊
筛孔	可见	不可见
视网膜血管	早期正常，晚期动静脉均变细	动脉变细，血管伴有白鞘，后极部视网膜可残留硬性渗出或未吸收的出血
吸收灶	无	有
辅助检查	视野、视觉电生理、OCT、CT、MRI 等，必要时行神经科检查，以寻找病因	根据病情应做视野、眼底照相、视网膜荧光血管造影、OCT 检查等综合分析

二十、近视

近视是一种常见的屈光不正，其特点是远处物体的成像落在视网膜之前，导致远距离视物模糊。近视的发生与遗传、环境因素及长时间近距离用眼有关。假性近视与真性近视的鉴别诊断见表 6-20。

表 6-20　假性近视与真性近视的鉴别诊断

要　点	假性近视	真性近视
远视力	不良（1.0 以下）	不良（1.0 以下）
近视力	正常（1.0 以上）	正常
平时屈光状态	近视	近视
调节松弛后	远视力恢复正常；近视屈光度消失，近视屈光度消失	远视力不提高，近视度也不改变
发病机制	调节紧张	器质性改变
年龄	较小	较大
发病时间	较短	较长
眼轴	正常	变长
云雾法	视力提高	视力下降
散瞳法	视力提高或恢复正常	不提高或下降
屈光度	较低，一般在近视 1.0D 以下	可较高，可达近视 6.0～10.0D 以上
戴眼镜	不用戴近视镜片	应配戴适度眼镜

二十一、弱视

弱视是一种常见的儿童视力问题，其特点是，即使在矫正屈光不正后，视力仍然低于正常水平。弱视的发生通常与早期视觉经验的缺乏或视觉系统发育异常有关。弱视的检查及特征见表 6-21。

表 6-21　弱视的检查及特征

检查项目	说　明
视力检查	视力检查是诊断弱视的重要依据，根据相应的视力将弱视分度
光觉	在微弱的光线下，弱视眼的视力改变不大
对比敏感度	弱视眼的对比敏感功能低下
拥挤现象	弱视眼对单个字体的识别能力比对同样大小但排列成行的字体的识别力要高得多
注视性质	弱视眼的注视性质分 5 型：①注视点位于中心凹；②注视点位于中心凹附近；③注视点位于中心凹以外的黄斑区；④注视点位于黄斑区以外的视网膜；⑤注视点不稳定，到处游动
眼位检查	斜视检查有利于早期筛出儿童弱视
屈光检查	屈光不正与弱视关系密切，可用检影法筛查学龄前儿童弱视
电生理检查	一种精准、可靠和重复性强的检查方法
立体视觉检查	弱视无立体视觉或无好的立体觉，此法可筛查学龄前儿童的弱视

二十二、斜视

斜视是一种常见的儿童眼病，其特点是当双眼同时注视同一物体时，两眼的视线不能同时对准目标，导致一只眼睛的视线偏离目标。斜视不仅影响外观，还可能导致视觉功能障碍，如立体视觉的缺失。斜视检查法见表 6-22，麻痹性斜视与共同性斜视的鉴别诊断见表 6-23。

表 6-22　斜视检查法

检查方法	说　明
眼球运动检查法	包括单眼运动和双眼运动检查
遮盖试验法	● 双眼交替性遮盖法 ● 单眼遮盖与不遮盖法
角膜映光检查法	患者注视眼前 33cm 处的手电灯光，观察灯光的角膜反光点位置，反光点位于两眼中央为正视眼。若一眼反光点位于角膜中央，另一眼反光点偏向任何一方时，则该眼为斜视。斜视角的计算是反光点在瞳孔缘者为 15°，在角膜缘者为 40°，在瞳孔缘于角膜中间者为 30°
三棱镜检查法	三棱镜的尖总是朝向眼位的偏斜方向，边加三棱镜，边交替遮盖，直至消除眼球运动为止，此时所放置的三棱镜度数即为斜视的偏斜度。此法准确可靠，不受异常视网膜对应的干扰
同视机检查法	使用同时知觉画片，对他觉斜视角和自觉斜视角进行测量，从而对偏斜角进行准确测定，不论是共同性还是麻痹性斜视，无论是正常视网膜对应，还是异常视网膜对应，都能对麻痹肌做出诊断

表 6-23　麻痹性斜视与共同性斜视的鉴别诊断

类　别	麻痹性斜视	共同性斜视
发病年龄	任何年龄	多在 5 岁前
病因	神经系统疾病，颅内血管病、肿瘤及外伤等	病因不明
自觉症状	复视、眩晕，有代偿头位	无明显症状
眼球运动	有障碍	正常
斜视度	各方位斜视度数不等	各方位斜视度数相等

二十三、眼眶病

眼眶病常见检查方法见表 6–24。

表 6-24　眼眶病的常用影像检查方法

方　法	说　明
X 线	• 传统的检查方法 • 主要用于眶内金属异物定位、眼眶骨折的诊断 • 该检查分辨率较低，对软组织病变不易发现
眼眶造影	向眼眶脂肪内注入阳性或阴性对比剂，可提高对软组织的分辨率，但该方法比较痛苦且影像显示不能令人满意，故少用
超声	• 有良好的软组织分辨率，可分辨眶内神经、血管、肌肉等 • 眼眶病变主要用于眶内炎症、占位性病变、眼外肌肥大、血管畸形等的判断 • D 型超声对血管病变的诊断有意义 • 空间分辨率差，可重复性差

（续表）

方　法	说　明
CT	CT 检查有较高的分辨率和空间分辨力；增强 CT 可使病变密度增高，与正常组织对比更加清楚。以下眼眶病均适合使用该项检查 ● 眶内炎症、肿瘤、血管病变 ● 眼球、眼眶及邻近组织的形态和密度改变，以及占位性病变 ● 眼外伤、眼眶骨折、眶内软组织损伤
MRI	● 该检查形成图像与 CT 基本相同，但成像参数多，软组织分辨率优于 CT ● 可直接观察管内及颅内视神经 ● 可判断眼眶内肿瘤向管内、颅内及颞侧的蔓延情况 ● 骨骼缺乏信号

眼眶肿瘤的鉴别诊断见表 6-25。

表 6-25　眼眶肿瘤的鉴别诊断

项　目	眶内良性肿瘤	眶内恶性肿瘤
眼突进展	缓慢进展	极速进展
眼球运动影响	很少影响眼球运动	眼球高度突出，眼外运动受累
眼痛程度	无痛或微疼痛	剧烈眼痛
眼睑结膜改变	无明显眼睑、结膜水肿	眼睑、结膜水肿严重
视力受损	轻，多在晚期出现	早期出现，严重
全身症状	轻	严重（恶病质）
X 线检查	眼眶扩大及骨质吸收	眼眶骨质破坏明显

二十四、化学性眼外伤

化学性眼外伤是指由于化学物质接触眼部而引起的损伤。这类伤害可能由酸、碱或其他化学物质引起，其严重程度取决于化学物质的种类、浓度、接触时间及个体的反应。化学性眼外伤的处理需要迅速而准确，以减少永久性视力受损的风险。化学性眼外伤的分级见表 6–26。

表 6–26　化学性眼外伤的分级

分　级	表　现
轻度	眼睑与球结膜轻度出血、水肿，眼疼、怕光、流泪，角膜上皮点状脱落，数日后水肿消退，上皮修复，不留瘢痕，视力多不受影响
中度	眼睑皮肤可有水泡、糜烂，结膜水肿、出血、坏死，角膜明显混浊、水肿、上皮脱落，形成白色凝固层，治愈后遗留角膜斑翳，影响视力
重度	结膜广泛性的缺血、坏死，呈灰白色混浊。角膜全层受累呈灰白或瓷白色混浊，易出现角膜溃疡或穿孔，碱性物质进入前房可引起葡萄膜炎、继发青光眼等严重并发症。最终可引起视力丧失，甚至导致眼球摘除

二十五、眼球穿孔伤

眼球穿孔伤是指眼球壁被尖锐物体刺穿或切割造成的损伤。这种伤害通常伴随着眼内组织的损伤和眼内压的改变，严重时可导致眼内感染、视网膜脱离或玻璃体积血。眼球穿孔伤的处理需要迅速而谨慎，以防止进一步的视力受损和并发症的发生。眼球穿孔伤的表现见表 6–27。

表 6-27　眼球穿孔伤的表现

症　状	伤后眼部疼痛、畏光、流泪、自觉热水从眼部流出，不同程度的视力下降。细小飞溅物所致损伤时，一般症状不明显
体　征	• 角膜穿孔伤：如伤口小，无球内容突出，可见虹膜穿孔或裂伤，晶状体局限性混浊或囊膜破裂，伤口大者可有虹膜、睫状体、玻璃体脱出，眼压极低，前房浅或消失，前房积血、瞳孔变形移位，甚至虹膜根部断离等 • 巩膜穿孔伤：可见结膜伤口伴出血，伤口大者，眼压低，前房变浅，可见脉络膜、玻璃体，甚至视网膜脱出，伴玻璃体积血、脉络膜和视网膜脱离。可能有异物存留眼内或贯穿伤

二十六、眼球挫伤

眼球挫伤是指由于外力作用于眼球导致的损伤，通常与钝性物体撞击眼球有关。这种伤害可能导致眼内组织的损伤，如视网膜出血、视网膜脱离、玻璃体积血等，严重时甚至可能引起眼内压升高或眼球破裂。

眼球不同部位挫伤的表现见表 6–28。

表 6-28　眼球不同部位挫伤的表现

损伤部位	表　现
结膜	• 结膜下出血、水肿，一般可自行吸收 • 有浓厚的结膜下出血者，注意排查巩膜裂伤及眼眶骨折
角膜	• 轻者，角膜上皮剥脱，畏光、流泪、眼疼、视力下降 • 角膜水肿、板层裂伤或全层破裂 • 伤口 3mm 以上者，需要缝合，有虹膜嵌顿者，应整复后缝合

（续表）

损伤部位	表　现
巩膜	● 多发生于角膜缘，巩膜可发生破裂 ● 球结膜下大量出血，葡萄膜或玻璃体嵌顿于伤口，眼压极低，视力极差
虹膜睫状体	● 外伤性虹膜睫状体炎、瞳孔缩小及调节痉挛、瞳孔散大及调节麻痹 ● 虹膜根部断裂、外伤性前房积血、挫伤性高眼压等
前房角	● 房角加深、变宽，睫状体带加宽 ● 晚期小梁网变性、纤维化导致防水排除障碍，继发青光眼
晶状体	晶状体挫伤可出现晶状体混浊、晶状体半脱位或全脱位
玻璃体	玻璃体混浊、液化、出血、脱离或玻璃体疝
脉络膜	脉络膜有大量出血，出血吸收后可见脉络膜有与视盘呈同心圆排列的白色弧形条纹，其周围有色素
视网膜	● 眼前有黑影、视力下降，视网膜有边界不清的灰白色雾状混浊 ● 视网膜震荡、视网膜出血、视网膜裂孔形成或视网膜脱离等
视神经	轻者，乳头充血、水肿并伴有视网膜出血、水肿，视力不同程度受损；重者，可产生视神经撕裂，最后导致视神经萎缩
眼外肌	复视、眼球运动受限、眼睑不能上抬等

二十七、眼内异物

眼内异物的诊断条件如下。

1. 有明确的眼球穿通伤史。

2. 眼球壁有穿通伤或穿通伤瘢痕。

3. 虹膜有贯穿口或局限萎缩、晶状体混浊等。

4. 玻璃体混浊、出血。

5. 在伤口处或前房、晶状体、玻璃体、视网膜处有异物。

6. 超声、X 线或 CT 可证实球内有异物，非金属异物可做 MRI。

7. 晶状体前囊下有铁锈或铜锈沉着。

年龄相关眼病

一、老年性白内障

我们能看清物体，依赖的是自动变焦镜头——晶状体。不过，晶状体到了一定年龄以后会逐步老化，变得混浊，让我们的视力进行性减退，这样的情况也就是我们常说的老年性白内障。晶状体老化早期，眼前会出现固定不动的黑点或有单眼复视、多视的症状。老年性白内障多为双侧发病，但发病时有先后，有时一只眼已经成熟，另一只眼处于初发期（表 6–29）。目前，老年性白内障可通过手术，将混浊的晶状体摘除并植入人工晶状体，即可恢复视力。

表 6-29　白内障的分期

分　期	临床表现
初发期	晶状体皮质可见空泡或水隙形成，建议中央扩大形成轮辐状混浊
膨胀期	晶状体混浊加重，皮质吸水肿胀，体积增加，虹膜投影阳性，视力明显下降，眼底难以窥清
成熟期	晶状体完全混浊，呈乳白色。患者视力可降至手动或光感，眼底不能窥入
过熟期	晶状体水分丢失，体积变小，囊膜皱缩，表面有钙化点或胆固醇结晶。晶状体纤维溶解、液化成乳白色颗粒，核下沉

二、老年性黄斑变性

年龄相关性黄斑变性是一种随年龄增加发病率不断上升的疾病。早期表现为视力下降、视物变形、光线变暗或出现中心暗点，最终导致中心视力下降，致盲。此病多发生于 50 岁以上人群，年龄越大发病率越高，是继白内障、青光眼之后，位居全球第三位的致盲眼病。

（一）老年性黄斑变性的检查

- 自发荧光：在干性老年性黄斑变性中，早期可出现自发荧光增强，对应玻璃膜疣部位，随着病情发展，萎缩区域会出现自发荧光减弱。湿性老年性黄斑变性时，由于新生血管的渗漏等因素，可导致局部自发荧光异常，如出现荧光遮蔽或异常增强区域。

• OCT 检查：黄斑变薄囊样水肿隆起、黄斑区视网膜下出血、积液和渗出等改变，同时可显示玻璃体膜疣的轮廓，可提供黄斑区病变精确可视化。

• 荧光素和吲哚菁绿眼底血管造影检查：造影早期可见呈花边状边界清楚的荧光素充盈病灶，峰值期荧光增强。

（二）老年性黄斑变性临床诊断标准（表6-30）

表 6-30　老年性黄斑变性临床诊断标准

类　别	萎缩型（干性）	渗出型（湿性）
年龄	多为 45 岁以上	多为 45 岁以上
眼别	双眼发生	双眼先后发生
视力	下降缓慢	下降迅速
眼底表现	早期黄斑区色素脱失，中央凹反射不清或消失，多为散在玻璃体膜疣。晚期病变加重，可有金箔样外观，地图状色素上皮萎缩、囊样变性或板层裂孔	早期黄斑区色素脱失，中央凹反射不清或消失，玻璃体膜疣常有融合。中期黄斑区出现浆液性或出血性盘状脱离。重者视网膜内出血、玻璃体积血，晚期瘢痕形成
荧光素	黄斑区有透见荧光或弱荧光，无荧光素渗漏	黄斑区有脉络膜新生血管，荧光素渗漏，出血病例有遮蔽荧光

（三）阿姆斯勒方格表检查

1. 将表格放置在视平线 30cm 处，光线清晰。

2. 检查时近视或远视者可佩戴眼镜进行测试。

3. 遮挡左眼，右眼凝视方格中心白点。如观察方格中心区有缺损、变形、模糊不清，应考虑黄斑病变，需做进一步检查。

4. 重复步骤，检查右眼。

检查结果分析见图 6–2。

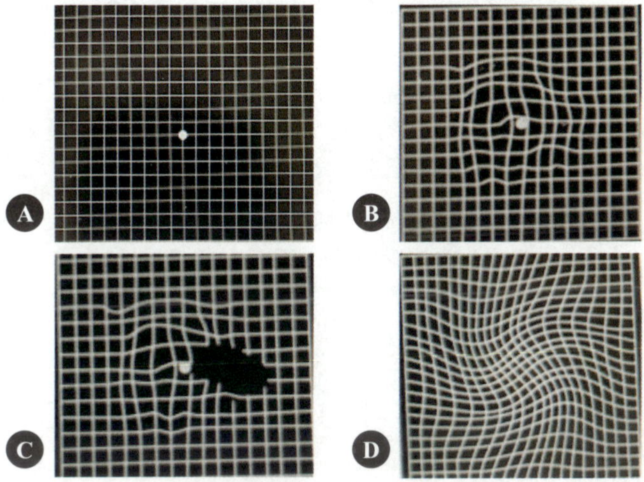

图 6–2　阿姆斯勒方格表检查结果分析

A 正常；B 变形；C 部分缺损；D 模糊不清、中心暗点

三、视网膜静脉阻塞

视网膜静脉阻塞（表 6–31）多见于患有心血管疾病、高血压、糖尿病、动脉硬化、高脂血症等慢性疾病的老年人。本病仅次于糖尿病视网膜病变的第二位常见视网膜血管疾病，可导致眼底出血、黄斑区水肿等病变，有 1/3 的病例在发病 3 个月后，并发新生血管性青光眼，损坏视力，致盲。

表 6-31 视网膜静脉阻塞的检查

体 征	眼科检查
症状	患眼突然出现无痛性视力下降，眼前似黑云遮挡
年龄	多见于中老年人，患有高血压、糖尿病、高血脂等全身慢性疾病
眼底检查	视盘边界清楚或轻度模糊，视网膜静脉扩张、迂曲，各象限视网膜均可见浅层和深层出血，多呈火焰状，沿视网膜静脉走向分布，还可有棉绒斑
荧光素眼底血管造影	可见静脉期充盈时间延长，由于出血形成荧光遮蔽，缺血型视网膜静脉阻塞可见周边视网膜毛细血管阻塞形成无冠状区，晚期可出现新生血管渗漏

现代高发眼病

一、现代眼病谱的变化

30 年前，由于人们的生活水平和卫生条件所限，我们的眼科前辈诊治最多的眼病是沙眼、睑内翻、角膜病、泪道疾病、营养不良性眼病，如缺乏维生素 A 导致的夜盲症，缺乏维生素 B2 导致的慢性睑缘炎、结膜炎等。

现代生活提高了人们的生活水平，也增加了其他眼睛问题。比如，电子产品的频繁使用让视觉负担日益加重，现在的眼科医生遇到最多的眼睛问题是视疲劳、干眼症、屈光不正等，老视的发病年龄也开始提前。过量摄入高热量饮食，让高血压、糖尿病、血管硬化等疾病增多，黄斑变性和眼底血管病变也随之增加。

无论时代如何发展，只要我们坚持“健康四大基石”，即合理膳食、适量运动、戒烟限酒、心理平衡，就能维护眼健康，具体生活建议如下：①饮食要清淡；②适量增加体力活动；③克服不良嗜好，戒烟限酒；④每天饮水要充足；⑤看电视、上网等不要太久，不要过度用眼，避免久坐；⑥保持情绪平稳，避免大喜大悲；⑦定期进行眼科体检，发现问题早防早治。

二、干眼症

（一）干眼症的分类

流行病学调查显示，干眼的发病与人们的生活方式密切相关，因此《中华眼科杂志》于 2024 年发布了《中国干眼专家共识：生活方式相关性干眼》，根据发病原因和危险因素将生活方式相关性干眼分为 3 类。

1. 与生活行为相关

与生活行为相关的干眼主要包括长时间使用视频显示终端、睡眠不足或睡眠质量差（如长期熬夜等）、长期戴角膜接触镜、不良眼部化妆习惯、吸烟、无防护的户外活动、长时间驾驶等导致的干眼。

2. 与室内环境相关

与室内环境相关的干眼主要包括长时间在供暖或空调制冷环境内工作或生活导致的干眼。

3. 与饮食相关

与饮食相关的干眼主要包括缺乏营养的低质量饮食、高脂饮食、过量饮酒等导致的干眼。

干眼的检查方法较多，检查时应遵循由非接触到接触、由无创到有创、由局部到全身的原则。病史询问、症状评估、裂隙灯显微镜检查及泪膜稳定性评估是干眼诊断的主要方式。不同检测项目的分级标准见表 6-32。

表 6-32　临床常用干眼检测项目的分级标准

诊断项目	轻　度	中　度	重　度
症状（程度或频率）	间断出现或在刺激条件下持续存在	频繁出现或无刺激条件下持续存在	严重且持续存在，影响生活质量
OSDI 量表（分）	13～22	23～32	33～100
非接触式泪膜破裂时间	＜10s	＜5s	＜2s 或无完整泪膜
荧光素染色泪膜破裂时间	6～10s	2～5s	＜2s 或无完整泪膜
泪河高度	≤0.20mm	≤0.10mm	无法测量
Schirmer I 试验	每 5 分钟 6～10mm	每 5 分钟 3～5mm	每 5 分钟≤2mm
炎性反应相关指标			
结膜充血	无或轻度充血	中度充血	重度充血
结膜染色	睑裂区结膜部分区域点片状染色	睑裂区结膜弥漫点片状染色	睑裂区结膜大片状染色

（续表）

诊断项目	轻　度	中　度	重　度
角膜染色	染色点＜5 个或不超过 1 个象限	染色点＜30 个或不超过 2 个象限	弥漫融合成片，波及 3 个象限或中央光学区
结膜印迹细胞学	上皮细胞核质比为 1 ∶ 3，杯状细胞密度下降（350～500/mm²），轻度鳞状上皮化生	上皮细胞核质比（1 ∶ 5）～（1 ∶ 4），杯状细胞密度明显减少（100～350/mm²），中度鳞状上皮化生	上皮细胞核质比 1 ∶ 5 以上，杯状细胞严重减少，重度鳞状上皮化生
睑板腺异常相关指标			
睑缘	睑缘正常或轻度出血，可有脂帽形成	睑缘钝圆、增厚，睑板腺口阻塞、隆起	睑缘肥厚、新生血管明显，睑板腺口有脂栓形成或开口纤维化、闭锁
睑板腺红外成像	腺体丢失面积＜1/3	腺体丢失面积 1/3～2/3	腺体丢失面积＞2/3

OSDI. 眼表疾病指数

除以上常见检查，对于一些患者，如合并糖尿病或病毒性角膜炎的患者，无症状或症状轻微，但泪膜功能或眼表损伤明显，需进一步行角膜敏感性或角膜共聚焦显微镜检查，常显示为角膜神经结构或功能受损导致角膜知觉不敏感。

多数干眼患者可以通过改变生活习惯来改善干眼的症状。但有些患者，其发病与全身性疾病，尤其免疫系统疾病及内分泌系统疾病相关，如 Sjögren 综合征、Steven-Johnson 综合征等，此类患者除了干眼相关检查外，还应进行血清学自身抗体检查，如抗核抗体、干燥综合征抗体 A（抗 SSA）、干燥综合征抗体 B（抗 SSB）、类风湿因子等，对干燥综合征等全身疾病导致的干眼诊断敏感性较高。对于血清学检查证据不足但仍怀疑干燥综合征者，还应进行唇腺或唾液腺组织活体检查，发现淋巴细胞灶≥50 个（在 $4mm^2$ 唇腺间质组织内有至少 50 个淋巴细胞聚集为 1 个灶）为阳性。

（二）干眼症与蠕形螨睑缘炎

有部分患者的发病与眼部相关疾病有关，如感染性结膜炎、过敏性结膜炎、蠕形螨睑缘炎、睑缘结构异常等。值得一提的是蠕形螨睑缘炎，这是由蠕形螨感染睑缘所致的慢性炎性反应性疾病，可能具有一定传染性，临床以眼痒、眼异物感、眼干、睑缘充血、鳞屑及睫毛根部袖套状分泌物等为典型临床表现，常见于老年患者，就诊时往往以眼睛干涩为主诉，也因此常被诊断为干眼症，单纯用药后往往效果欠佳。因此早期明确诊断至关重要，蠕形螨睑缘炎在裂隙灯下观察有脂样袖套状分泌物包绕睫毛根部，此外常伴有倒睫、乱睫等，睑缘充血和肥厚、毛细血管扩张和上皮角化，睑板腺开口可见脂栓，睑酯分泌物性状异常等相应体征。但其病原学诊断主要依赖实验室检查，检查方法如下。

1. 光学显微镜检查

每个眼睑取 3 根睫毛（主要选取根部带有脂样袖套状分泌物的睫毛或倒睫、乱睫），双眼上下睑共取 12 根。将拔下的睫毛平行置于载玻片上，加盖盖玻片，光学显微镜下观察蠕形螨，分别统计每个眼睑 3 根睫毛上蠕形螨检出的数量及形态。若拔出的睫毛根部鳞屑较多，可于载玻片上滴加香柏油和 100% 乙醇 20μl 或 0.25% 荧光素钠滴剂再进行观察，有利于对虫体进行分辨。

2. 活体激光共聚焦显微镜检查

在活体状态下，可对多个毛囊进行快速检测，同时还可观察到相近的睑缘和睑板腺结构，以及睑板腺内蠕形螨的感染情况（图 6–3）。由于活体激光共聚焦显微镜检查为无创性检查，适合用于多次随访检查并指导治疗，可减轻由于反复拔取睫毛给患者带来的痛苦。

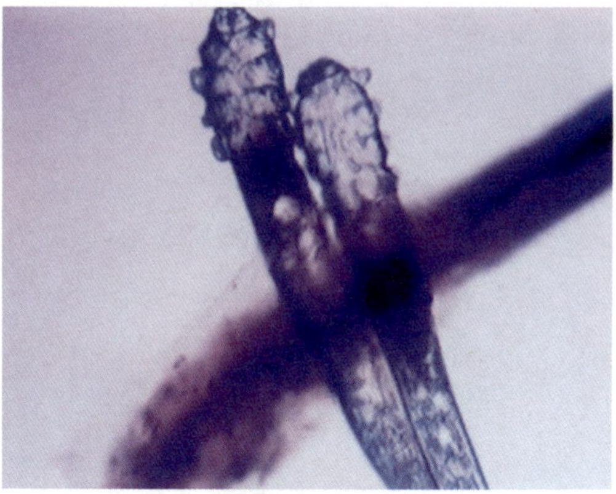

图 6-3　蠕形螨睑缘炎电镜下表现

除患者本人外，同时建议与患者密切接触者也进行以上相关检查。

综上所述，目前临床干眼检查和诊断方法多样化，但是多数方法均存在主观性强、缺乏客观量化指标和分析的局限性。同时，干眼发病机制的复杂性也需要联合应用更多检查技术，提高诊断效率和特异度。随着干眼研究的不断深入，基于智能化、功能性评价的干眼检查和诊断技术，如结膜微血管功能参数分析 、角结膜上皮自动染色评分，以及人工智能多模态联合诊断等，将进一步完善干眼的诊断体系，从而促进我国干眼诊断水平不断提升。

（三）干眼症自我判断

通过使用以下干眼症问卷调查表（表 6–33），可以自我检测是否患有干眼症，程度如何。干眼症的发生较为普遍，约占整个人群中的 3/5 以上，严重影响人们的生活质量。通过使用以下干眼症问卷调查表（表 6–33），你可根据自己眼部症状为自己检测是否患有干眼症及其程度，如有问题请及时诊疗，同时应注重眼保健。

表 6–33　干眼症问卷调查表

1. 眼部自觉症状（必答问题）

眼睛是否有以下不适感	全部时间（重度）	大部分时间	一半时间	少部分时间	无	得分
眼睛对光敏感	4	3	2	1	0	
感觉眼睛像进了沙子一样	4	3	2	1	0	
眼睛疼痛	4	3	2	1	0	
视力波动	4	3	2	1	0	
视物不清	4	3	2	1	0	

2. 用眼习惯（选答问题）

是否因视力或眼部不适影响以下活动	全部时间（重度）	大部分时间	一半时间	少部分时间	无	得分
读书、写字	4	3	2	1	0	
夜间驾驶	4	3	2	1	0	
玩电脑、游戏机	4	3	2	1	0	
看电视	4	3	2	1	0	

3. 用眼环境（选答问题）

以下环境是否会引起眼部不适	全部时间（重度）	大部分时间	一半时间	少部分时间	无	得分
户外，刮风天气	4	3	2	1	0	
在非常干燥的环境	4	3	2	1	0	
在开空调的房间里	4	3	2	1	0	

总分：____________　　干眼程度：____________　　_____年__月__日

自测结果：总分为 0～100 分。评分≤20 分为轻度；21～40 分为中度；≥46 分为重度

三、屈光不正

屈光不正（表 6–34）表现为近视、远视、散光。屈光不正可以通过戴框架眼镜、角膜接触镜（隐形眼镜），或者通过屈光手术矫正。屈光不正如果不矫正会影响视力，儿童时期的屈光不正没有得到及时干预的话可能影响视觉发育，引起弱视。

表 6-34　屈光不正的分度

分　度	远　视	近　视
轻度	大于 +3.0D	小于 –3.0D
中度	+3.0 至 +6.0D	–3.0 至 – 6.0D
高度	大于 +6.0D	大于 –6.0D

四、视疲劳

视疲劳（表 6–35）与用眼距离和连续用眼时间有关。近距离看书、手机等，需要眼部各种结构的调节作用，距离越近需要的调节作用越强。因此，近距离用眼时间越长，约容易产生疲劳，会有眼部酸胀、眼眶疼等表现。很多时候症状不能在停止用眼后很快消失，需要缓解一段时间才能恢复。

表 6-35　视疲劳的分类与原因

分　类	原　因
调节性视疲劳	● 过度用眼 ● 长期失眠 ● 营养不良 ● 患有干眼症、慢性卡他性结膜炎、屈光不正 ● 长时间处于光线过暗或过强、灰尘较多等的不良环境下等
症候群性视疲劳	患有慢性结膜炎、沙眼、角膜炎、干眼症等眼表病
肌性视疲劳	斜视、眼位异常等

眼病的其他分型

一、自愈性眼病

几千年前人类没有医学，患病后大多只能靠人体自我修复能力等待疾病自愈，能自愈的疾病称为自限性疾病。人们对疾病的认识就是该病“识大体，知进退，有限度，到了一定程度自己就会好”。有不少眼病也是一样，用药治疗大多无效，只能改善自觉症状、缩短病程。不少所谓的治疗其实是辅助治疗，甚至是心理治疗。眼睛有天然生理保护屏障，依靠人体强大的自愈能力，有些眼病不治而愈，属于自愈性眼病。不少眼病需要时间让自己去康复，至于康复到什么程度，因人而异。大多数会完全自愈，也有少部分会遗留后遗症。所以，要听从医生的建议，不要乱保健、乱用药、乱治疗，应该树立科学的眼健康观念。

常见的自愈性眼病有生理性飞蚊症、春季卡他性结膜炎、中心性浆液性脉络膜视网膜病变等。

二、不可逆性眼病

几种慢性眼病，如青光眼视神经萎缩、糖尿病视网膜病变、陈旧性视网膜脱离、眼球萎缩，以及某些先天性、遗传性眼病等，大多病因不明，治疗效果不佳，无法根治或完全不能治愈而反复发作，同时会不断进展，我们称为不可逆性眼病。

最典型的就是青光眼，其丧失视力通常是不可恢复的，仅能控制。早诊早治能很好地控制眼压，从而保护视神经，防止视力继续损坏。

对于不可逆性眼病，治疗只能改善症状、减少痛苦、减少复发，控制病情就不错了。为了防止病情反复加重，除注意眼保健和按医嘱用药外，还要注意休息，勿劳累，控制好全身性疾病，坚持定期做眼科复查。一些慢性眼病治不好，患者要学会善待自己，学会带病而生，与病共存，千万不要沮丧、焦虑和抑郁。

三、无须治疗的眼病

以下几种眼病不需要治疗，如先天性小角膜、小眼球、巩膜异色症、虹膜异色症、视网膜色素变性、先天性脉络膜缺损等先天性眼病。它们根本无法治愈，不需要治疗，大家不需要乱花钱。

四、最痛的眼病

疼痛是一种与组织损伤（疾病）或潜在组织损伤相关的不愉快的感觉和情绪体验，是复杂的心理、生理活动，对人的身心健康有极大的损害。痛苦有轻、有重，疼痛的时间有短暂、中度及长期性不等，有些人在疼痛时会选择忍耐，其实这种做法是错误的。

疼痛的转归：急性疼痛随着疾病好转，疼痛就会消失；慢性疼痛持续时间在 1～3 个月，甚至更久。如果对疼痛不加以治疗和控制会影响原发疾病的治疗，甚至会引发更严重的其他疾病。一旦眼部出现疼痛（表 6-36），建议及时到医院就诊，以减少痛苦，避免贻误病情。

表 6-36　最痛的眼病

病　名	疼痛性质	伴随症状
急性青光眼	剧烈的眼痛	头痛、恶心、呕吐、视物模糊及虹视等
眼部带状疱疹	针刺样、火燎样痛	发热，全身不适，眼睑及周围皮肤有水疱，淋巴肿大，最后皮肤结痂，遗留永久性皮肤瘢痕
眼眶蜂窝织炎	剧烈疼痛	眼睑红肿，结膜出血、水肿，眼球突出，眼球运动障碍，耳前淋结肿大
开眶手术后	钻顶样、撕裂样痛	眼眶水肿、淤血
睫状体冷冻术后	胀痛、剧烈疼痛	眼睑和结膜出血、水肿伴头痛
严重的眼外伤	剧烈放射样痛	眼痛、头痛，严重可伴恶心、呕吐
眼眶神经疼	放射样、酸胀痛	伴头痛、恶心

第7章　眼病筛查

眼病筛查采用快速、简单、价廉、可行、无创的检查方法，对大范围人群进行眼科检查，多针对发病率高、致盲率高的眼病，如青光眼、糖尿病视网膜病变、白内障、近视引起的眼底改变、先天性眼病及早产儿视网膜病变等。

眼病筛查的意义

眼病筛查是眼病预防的重要手段，对早期发现、早期诊断、提高治愈率具有重要作用。筛查方法简单、快捷、准确、价廉、无创伤可被大范围人群所接受。特别是随着政策完善、设备更新、眼科专业人员培训技能的提高，以及人工智能检查设备的广泛应用，促进了我国防盲治盲工作的展开。

一、四大致盲眼病筛查

四大致盲眼病包括糖尿病视网膜病变、白内障、青光眼、老年性黄斑变性。它们对视觉的危害性大，而且致盲高，应早筛查、早诊断、早干预、早治疗。由于大众对 4 种严重致盲眼病了解得少，因此在人群中进行筛查意义重大。

二、筛查的对象

1. 40 岁以上的人群。
2. “三高”（高血糖、高血压、高血脂）、吸烟的人群。
3. 有遗传性眼病及有家族史患者。
4. 视力下降的人群。

三、筛查方法

通常由社区医生及医疗机构眼科体检团队进行四大致盲眼病的筛查工作。

- 筛查对象联系方法：通过微信、电话提前通知筛查人员、筛查时间和地点。
- 筛查设备：① 2.5m 远视力表、国际标准近视力表、遮眼板、针孔挡板、手电筒、瞳孔尺及阿姆斯勒方格表等；②直接检眼镜、手持裂隙灯及压陷式眼压计等；③筛查记录表格、就诊手册及眼科健教手册等。
- 筛查地点：①社区；②乡镇卫生院；③专科医院眼科体检区。
- 复杂眼病可远程会诊：经过眼科特检依然诊断不清的复杂病例，可通过远程会诊加以解决。远程会诊服务可完成病历分析，病情诊断，进一步确定治疗方案，适用于医疗水平相对较弱的医院和诊所，可免除患者长途奔波就诊的问题，不仅方便、快捷，还为患者节省了就诊时间和费用。远程会诊时，陪诊医生和患者可以通过视频的方式与资深专家“面对面”进行交流，也可以将患者的检查资料（病历化验、检查单、眼底检查照片等）以邮件的方式传输给专家。专家经过综合分析，由专家所在医院向求诊医院发送会诊意见书，供医生参考。

眼健康行动小秘书

一、青光眼

青光眼可造成视神经损害、视野缺损，最终导致视力下降，甚至失明。青光眼导致的视功能损害通常难以恢复，多数患者在早期并无明显自觉症状。

青光眼危害人类健康，是我国常见的三大不可逆性双眼致盲眼病之一，可对家庭和社会造成难以估量的损失。故进行青光眼筛查（表 7-1 至表 7-3），早预防、早发现、早治疗，以及对大众进行眼健康科普很有必要。

表 7-1　青光眼的筛查内容

检查项目	目　的
视力检查	视力是否正常
眼压检查	眼压是否正常

（续表）

检查项目	目　的
屈光检查	有无屈光不正
眼底（视盘）检查	有无视盘改变

表 7-2　疑似青光眼的筛查内容

检查项目	目　的
视力检查	视力是否下降
眼压检查	眼压是否升高
视野检查	视野缩小或局部视野是否缺损
角膜厚度	明确是否有角膜偏厚或偏薄引起的眼压测量值偏高或偏低
UBM 检查	观察房角的变化，确定青光眼的类型
房角镜检查	观察房角宽窄及是否有房角关闭，判断青光眼的类型
激发试验	常用饮水试验、仰卧试验或阅读试验检测眼压是否升高
24 小时眼压曲线	24 小时眼压波动变大
眼底（视盘）检查	视盘凹陷是否进行性扩大或加深
眼底 OCT 检查	是否有特征性的视神经纤维层缺损、神经节细胞层厚度降低
视觉电生理检查	是否异常，视神经是否损坏

表 7-3　美国眼科学会推荐的青光眼随诊方案

眼压控制	视神经损害	控制时间	门诊随诊间隔	视盘检查	视野检查
满意	无	<6 个月	1～6 个月	6～12 个月	6～18 个月
满意	无	>6 个月	3～12 个月	6～18 个月	6～24 个月
满意	无	—	1 周至 3 个月	3～12 个月	2～6 个月
不理想	无	—	2 天至 3 个月	3～12 个月	2～6 个月
不理想	无	—	2 天至 1 个月	3～12 个月	1～6 个月

青光眼高危人群（如高度近视、糖尿病、小眼球、浅前房、视网膜静脉阻塞及有青光眼家族史者），年龄大于 40 岁，建议每隔 2～3 年检查 1 次，60 岁后每隔 1～2 年检查 1 次。

进行青光眼筛查时，对高度怀疑又不能确定的青光眼患者要进一步排查，并及时转诊到条件较好的医院进一步确诊和治疗。

注意青光眼患者必须定期检查，青光眼术后的患者也同样要定期复查，目的是监测眼压、视野、视神经乳头变化和视功能损害情况。

（一）体检发现眼压高怎么办

正常眼压范围为 10～21mmHg，如果体检发现眼压高于这个范围应到眼科门诊进一步检查，明确是不是有青光眼的问题。但发现眼压高的朋友不用紧张，眼压高并不一定是青光眼。

除了青光眼外，眼压高还见于以下情况。①劳累、饮水过多等可引起眼压偶尔偏高。②情绪：眼压跟我们的情绪、状态等都有关，正常人也会偶尔眼压高于正常值，应注意休息复查几次眼压来明确。③测量误差：体检测量眼压多采用非接触眼压，与检查者的配合有关，如果检查时过于紧张、眨眼频繁可能引起测量值偏高；或者由于检查者角膜偏厚，测量的眼压值高于实际值，引起眼压偏高。可放松心情再次测量，必要时使用压平眼压计、回弹眼压计等其他眼压测量方式明确眼压，行角膜厚度测量，根据角膜厚度矫正眼压数值。④高眼压症：如果眼压高但没有视野、视神经、神经节细胞等损伤，不诊断为青光眼，高眼压症除非眼压升高特别明显，一般不需要治疗。但有部分高眼压症会演变为青光眼，所以高眼压症的患者应长期规律复查。

（二）体检发现杯盘比大怎么办

杯盘比是描述视神经形态的眼科用语，杯盘比增大是对视神经萎缩程度的一个粗略描述。青光眼的患者到一定阶段会出现杯盘比增大，但杯盘比大并不一定是青光眼。以下几种情况可以出现杯盘比增大，但并不是青光眼。①中、高度近视：近视度数较高的人眼轴增长，可表现为杯盘比增大。②生理性大视杯：有些人视神经也就是视盘的结构与常人不同，但并没有视神经损伤，不属于病理性的表现。③视神经缺血、炎症或肿瘤压迫等其他原因引起的视神经萎缩。杯盘比增大不是青光眼特有表现，其他原因引起的视神经萎缩也可以引起杯盘比增大。

体检发现杯盘比增大应到眼科进一步完善视神经 OCT、神经节细胞 OCT 等眼底检查，进一步明确是否存在视神经损伤。杯盘比是相对比较粗略的指标，相对来说 OCT 能更精确、灵敏地反映视神经的早期病变，所以青光眼的诊断依据 OCT 结果更可靠。当进一步的 OCT 结果正常时，不必对杯盘比增大感到过多焦虑。

二、糖尿病视网膜病变

糖尿病视网膜病变（简称糖网病）是糖尿病最常见的眼底微血管并发症之一。患病 10 年以上的糖尿病患者将有 60% 以上发生视网膜病变，20 年以上的糖尿病患者约有 90% 发生视网膜病变等严重并发症，甚至失明。糖尿病视网膜病变是不可逆性致盲性眼病。早期患者通常无症状，出现症状时多属于较重阶段。晚期可以有不同程度的视力下降、眼前黑影或事物变形，甚至失明。

晚期糖尿病视网膜病变患者治疗难度大、花费多、预后差。早期需要加强控制血压、血糖、血脂，并长期、定期复查眼底。糖尿病视网膜病变的眼底表现包括微动脉瘤、出血、硬性渗出、棉绒斑、静脉串珠状、视网膜内微血管异常、黄斑水肿、新生血管、视网膜前出血、玻璃体积血等。未经干预治疗和晚期的糖尿病视网膜病变患者可并发牵拉性视网膜脱离、虹膜新生血管及新生血管性青光眼等，最后导致失明。

糖尿病视网膜病变、疑似糖尿病视网膜病变的筛查内容及糖尿病视网膜病变临床分期见表 7-4 至表 7-6。

表 7-4　糖尿病视网膜病变的筛查内容

检　查	目　的
血糖、血压	了解血糖、血压控制情况
视力检查	分别检查双眼远、近视力
眼压检查	电脑非接触式眼压检测
眼底照相	● 检眼镜检查 ● 普通眼底照相检查

表 7-5　疑似糖尿病视网膜病变的检查内容

检　查	方法 / 目的
视野检查	电脑自动视野检测
眼底检查	● 检眼镜检查 ● 普通眼底照相 ● 免散瞳广角眼底照相
视网膜血管荧光造影	了解视网膜血管有没有渗漏或无灌注区
OCT 检查	了解黄斑区有没有水肿或其他病变

表 7-6　糖尿病视网膜病变临床分型标准

分　型		眼底表现
单纯型	Ⅰ	有微动脉瘤并有小出血点
	Ⅱ	有黄白色硬性渗出或有出血点
	Ⅲ	有白色软性渗出或有出血点
	Ⅳ	眼底有新生血管或有玻璃体积血
	Ⅴ	眼底有新生血管和纤维增生
增殖型	Ⅵ	眼底有新生血管和纤维增生，并发视网膜脱离

（一）定期做眼科体检

①确诊为糖尿病时应及时检查眼底，如果患者主述视觉异常，如眼前有黑影、“漂浮物”、“蝌蚪”、“蜘蛛网”者更要重视；② 1 型糖尿病（依赖胰岛素）：通常在糖尿病发生数周内很难发现视网膜病变，确诊后应立即做眼底检查，每 3 年查 1 次眼底，待 5 年后每年查 1 次；③ 2 型糖尿病（不依赖胰岛素）：患者在诊断前数年可能已患糖尿病，因此检查时可能存在相当明显的视网膜病变，存在发生糖尿病视网膜病变危险的患者，这些患者应及时检查眼底，如眼底正常，2 年后每年查 1 次。

（二）早预防、早诊断、早干预是关键

接受糖尿病科普学习，提高健康意识，定期做眼科检查，科学饮食，控制血糖，服用改善微循环的药物，可有效预防糖尿病的眼部并发症。

三、老年性黄斑变性

老年性黄斑变性是一种发生在老年人黄斑区的较常见的退行性疾病，其表现特征是黄斑区出现玻璃体膜疣、视网膜色素异常、地图样萎缩及形成新生血管导致黄斑水肿，严重者可导致明显视力下降，甚至致盲。本病大多双眼发病，早期发现，早期诊断，定期随诊，可有效防止老年性黄斑变性致盲。老年性黄斑变性的检查内容见表 7–7。

表 7-7　老年性黄斑变性的检查内容

检查项目	目　的
视力检查	视力是否下降、视物是否变形、眼前是否黑影遮挡
免散瞳广角眼底照相	视网膜是否有血管瘤、硬性渗出、出血等病变
视网膜血管荧光造影	视网膜血管是否有渗漏，形成无灌注区改变
OCT 检查	是否可见不同程度的黄斑区水肿及病变

建议大家，如果发现自己的眼睛看不清东西，视物变形，眼前的黑影越来越大，请尽快就医。医生根据病情会建议做 OCT 检查，以确定是否患有眼底病。眼底病和白内障、老视不一样，除了看东西模糊，还会有眼底出血。通过 OCT 等检查，能看清楚出血和渗漏的严重程度。OCT 和其他部位做 CT 一样，是给眼睛做一个深度扫描，能够看清每层是否有病变和病变程度。做这个检查不用躺着，没有痛苦，也没有辐射，一两分钟就能结束检查，当场就能出结果。

眼底彩超和 OCT 报告能够确定是否有老年性黄斑变性、眼底出血。由于渗漏出来的液体会把眼底浸泡，因此患者会看不清，眼前有黑影遮着。这种情况需要尽快打针控制出血渗漏，不然眼睛的视力很快会丧失。

很多老年朋友看东西模糊，会误以为是老视或白内障。实际上，导致 60 岁以上老年人视力减弱，甚至失明的很可能是老年性黄斑变性。得了这个病，眼底会长出异常的新生血管，这些血管生长迅速，就像活火山一样不断渗漏喷发，黄斑就像泡水的地板，逐渐变形、腐烂，而且两只眼睛均会发病，早期玻璃体腔注射抗血管内皮生长因子治疗。

四、白内障

白内障是指眼睛内透明的晶状体变得混浊，导致视力障碍，是目前世界上主要的致盲眼病之一。由于人口老龄化加剧，白内障的发病率也在递增，如果不及时治疗会给患者带来巨大痛苦，给社会和家庭带来巨大经济损失和负担，所以对城乡进行白内障的筛查（表 7–8）意义重大。

正常的晶状体将光线聚集在视网膜上形成清晰的影像。如果晶状体逐渐混浊，光线就无法正常通过，以致在视网膜上形成模糊的影像。当白内障完全成熟，视力仅剩光感。白内障可分为老年性、先天性、外伤性、代谢性、并发性、药物及中毒性、放射性及后发性。

表 7–8　白内障的检查内容

检查项目	说　明
视力检查	分别检查双眼远、近视力，对视力低下者应行光感、光定位、色觉检查
视野检查	对早期白内障患者能清看视标者，应做视野检查，对于提示可能存在的青光眼或其他眼底病有重要意义
眼压检查	术前检查眼压，对于排除与白内障同时存在的青光眼很有意义，尤其是判断有无继发与晶状体膨胀期的青光眼，对白内障手术的术式可提供重要参考

（续表）

检查项目	说　明
裂隙灯检查	白内障分期及表现： ● 初发期：晶状体周边部首先混浊，呈楔形，逐渐发展成为车辐状混浊 ● 膨胀期：晶状体混浊逐渐加重，晶状体体积增大，致使虹膜向前移位，前房变浅，虹膜投影阳性，此期易引发青光眼 ● 成熟期：晶状体皮质全部混浊成乳白色均质状，晶状体内水分减少，使膨胀现象消失。虹膜投影阴性，视力下降至光感或手动 ● 过熟期：晶状体纤维分解融化成糜粥样液体，晶状体核下沉，晶状体内水分进一步减少，体积缩小，囊膜皱缩，出现钙化斑，晶状状核变小、下沉或囊膜破裂瞳孔区变透明，视力可明显增加。如囊膜破裂液化皮质进入前房，可引起晶体溶解性青光眼或晶状体过敏性眼内炎
特殊检查	● 成熟期白内障眼底未能窥清，需要做超声检查，观察玻璃体、视网膜有无病变 ● 视觉电生理检查等

专家提示

建议 50 岁以上的人群主动参加白内障筛查，如果因视力障碍而影响工作和学习，应尽早进行白内障复明手术。目前白内障手术选择表面麻醉、微创超声乳化技术、人性化的人工晶状体选择，技术非常成熟，术后可以恢复正常视力，提高患者生活质量。

小儿眼病筛查

一、眼病筛查

刚出生的新生儿眼病未及时发现、及时诊断、及时治疗，不仅影响眼球发育，甚至会造成视力严重丧失。新生儿眼病筛查是在新生儿群体中快速、简便、无创的检查手段。对新生儿眼病做出早期诊断，可避免出现不可逆的损害，保障正常眼球和视功能发育。此项筛查工作需要动员社区、社区卫生服务中心、妇幼保健机构等共同协作来完成。

（一）筛查对象

- 新生儿及婴幼儿。
- 特别是早产儿、低体重儿、多胎妊娠、巨大儿、有眼病家族史的婴幼儿，大多安排婴儿出生 1 周内进行筛查。
- 患有严重疾病或有较长时间吸氧史者属高危人群。

（二）筛查内容

- 对光刺激反应：通过有无光感，简易判断新生儿的视力情况。
- 手持裂隙灯检查：对眼眶、眼睑、结膜、泪器、角膜、虹膜、瞳孔、晶状体的全面检查，指测眼压检查并做记录。
- 眼底检查：对疑有眼底病可作散瞳检查眼底或 VEP 检查，用直接或间接检眼镜检查或使用手持眼底照相机做眼底照相。

（三）筛查常见新生儿眼病

- 新生儿结膜炎、新生儿泪囊炎、眼睑血管瘤、先天性白内障、先天性青光眼、原始永存玻璃体增生症或其他先天性眼病。
- 早产儿视网膜病变（ROP）早期筛查和正确的治疗可以阻止病变的发展。
- 其他不常见的先天性遗传性眼病，参考儿童眼病防治有关章节。

二、视力筛查

（一）筛查意义

视力筛查的目的是对儿童眼病早发现、早诊断、早干预。视力筛查是为了发现儿童有高度危险的视觉问题，通过视力筛查和风险评估，发现儿童的眼病。视力筛查可发现眼病早期和可治疗阶段的一些征兆。眼部检查有利于医生对眼病做出精准的诊断。

3 岁以内儿的婴幼儿，属于空挡人群，并不能准确表达自己是否哪里出现问题，又没有专门的机构组织进行眼保健筛查，全凭家长生活中留心发现异常，但非专业人士对眼部疾病认识不足，发现难度大，依靠专业医生进行鉴别比较稳妥。

视力筛查是采用与婴儿和儿童年龄相适应的简单技术，分别对 3 个月、6 个月、1 岁、3 岁和 5 岁的婴幼儿和儿童进行视力检查，以达到筛查儿童眼病的目的。

学龄前儿童入学前进行眼睛和视力检查意义重大。发现有眼病及早诊治，对视力不好的儿童查明原因，是为了在有效治疗期间发现弱视。在目前条件下，发现弱视的最有效的方法是视力筛查。因此，从新生儿到4岁是儿童视力筛查的黄金时期。早期治疗弱视效果良好，晚期治疗效果很差，因为视觉系统的可塑性在6—8岁，以后会迅速下降。

（二）筛查内容

6岁以下的小儿在检查时，由于恐惧或无法理解检查者的要求，多数无法配合，给检查带来困难。检查前建议对小儿讲清检查不会痛，检查时家长进行辅助，避免孩子哭闹，以免影响检查的准确性。筛查内容如下。

- 视力检查：可选用“E”字视力表或动物或手型视力表检查，幼儿园大班的儿童大多能配合检查。
- 眼科前段检查：使用手持裂隙灯做眼外检查，查看眼睑、结膜、角膜、虹膜、晶状体、瞳孔有无异常。
- 眼底检查：在暗室内用检眼镜进行检查。如果视力下降、矫正视力不佳且无屈光异常应查眼压，排除高眼压。可做散瞳检查，进一步做眼底检查。
- 电脑验光仪检查：对视力不好的儿童需用手持电脑验光仪了解眼的屈光状态，学龄前儿童常见眼病有近视、远视、斜视、弱视等。
- 照底相机：新生儿数字化广域眼底图像系统和视力筛查仪，可对新生儿先天性眼底病变进行快速、精确的诊断、治疗和预后评估。

三、斜视、弱视筛查

斜视、弱视是一种严重妨碍幼儿视力、视功能发育的眼病。斜视和弱视紧密联系，互相影响，其本质是双眼视觉发育紊乱，不仅单眼或双眼矫正视力低于正常，而且没有完善的立体视觉，甚至是立体视盲。如不及时发现和治疗，患眼的视力便会永久低下，将影响孩子日后的生活、学习和工作。

由于儿童大多不会主动诉说眼睛问题，而且对于单眼视力不好的儿童，其日常生活中表现不明显，此时定期的眼科体检就显得尤为重要。眼科体检可评估孩子的视力水平，筛查有没有引起弱视的危险因素。

平时有以下情况需要，尽早到眼科，最好是斜视弱视专科或儿童眼科就诊。①持续性歪头看东西；②学习困难或阅读困难；③眼睛位置异常或转动不协调、不灵活；④持续性或反复眼红；⑤持续性对光照过于敏感；瞳孔反光异常（白色或黄色）；⑥瞳孔过大、过小或形状不规则；⑦角膜直径过大或过小；⑧上眼睑睁不开等。

眼科体检与眼病流行病学统计

眼科流行病学是一门研究人群中眼病发生、分布及其影响因素的科学。它通过对特定眼病在人群中的流行情况（如发病率、患病率等）进行系统观察和分析，重点关注多发病、慢性病等对人群眼健康影响较大的疾病。眼科流行病学的研究方法包括数据收集、统计分析以及结果解读，旨在为眼病的预防、诊断和治疗提供科学依据。

眼科体检是眼科流行病学研究的重要手段之一，通过对特定地区、单位、学校、家庭或社区人群的眼病发病情况进行数据收集和统计分析，总结疾病流行规律和危险因素。这些数据不仅为医疗质量的评估和医疗资源的合理配置提供科学依据，还为卫生政策的制定、眼健康及防盲治盲工作的实施提供支持。

眼科数据收集是眼科流行病学研究的基础，可以通过多种途径实现，包括临床医疗记录、问卷调查、统计报表等。这些数据能够帮助研究人员了解眼病的发病率、患者特征、治疗效果，以及疾病负担等信息，从而为眼病的预防和干预策略提供依据。

一、眼病的流行病学与发病率

- 疾病的人群分布：不同的性别、年龄、职业、种族、婚姻状态、家庭情况和个人行为特征，其疾病发病率常有显著差别。
- 疾病的发病季节：疾病的发生随季节而变化的现象称为季节性，大多具有流行性和传染性，季节性眼病常见的有春季卡他性结膜炎、过敏性结膜炎、病毒性结膜炎、细菌性结膜炎（红眼病）等。
- 年龄相关性眼病：随着人类年龄的增加，年龄相关性眼病在不断增加。最常见的有老年性白内障、老年性黄斑变性、老年性角膜变性等。

- 不同民族：不同民族生活的地域、自然环境、风俗习惯不同，所患眼病也有很大差异。比如，蒙古族生活地区常见地区性滴状角膜变性、白内障、翼状胬肉、高血脂眼底病变等。
- 生活方式：不良的生活习惯和卫生习惯与眼病的发生有直接关系，过度用眼和不良的用眼习惯可导致近视、远视加重，甚至可以诱发青光眼等问题。不良的饮食习惯可导致肥胖、高血压、糖尿病等所引发的眼部并发症。

二、眼病流行病学统计

在眼病筛查中，流行病学统计的核心任务是选用科学合理的筛查方法并拟定严格的诊断标准，从而在众多普查人群中高效识别可疑患者，最大限度地减少漏诊率。筛查的重点应放在对大众视觉危害较大的几种眼病上，如白内障、青光眼、糖尿病视网膜病变等，这些疾病不仅发病率高，且对患者生活质量影响显著。

通过系统的眼科数据收集和统计分析，研究人员能够深入了解眼病的流行特征、危险因素及其分布规律，从而为预防和控制提供科学依据。基于统计结果，医生和研究人员可以制定更具针对性的干预策略，例如优化筛查流程、合理分配医疗资源以及推广早期干预措施。

然而，在我国，由于人口基数大、地域广阔，开展大规模眼病筛查面临诸多挑战。一方面，筛查工作需要投入大量人力、物力和财力；另一方面，复杂的技术要求和设备支持也增加了实施难度。因此，如何在有限的资源条件下高效推进眼病筛查工作，是流行病学统计研究和实践中的重要课题。未来，需要进一步探索适合国情的筛查模式，例如分层筛查、区域试点推广等，以实现眼病防控的全面覆盖和精准实施。

常见眼病的流行病学调查如下。

1. 传染性流行性眼病，如沙眼、急性结膜炎（红眼病）等。

2. 严重的致盲性眼病，如白内障、青光眼、糖尿病视网膜病变、老年性黄斑变性等。

3. 现代高发病，儿童近视、干眼症等。

科普小知识

发病率：发病率表示在一定时间内，一定人群中某病新发生的病例出现的频率，是反映疾病对人群健康影响和描述疾病分布状态的一项测量指标，可探讨病因和对防治措施进行评价。

患病率：患病率是指某特定时间内研究人群中某种疾病新旧病例所占的比例。

并发症：并发症是一个复杂的临床医学概念，是疾病在发展过程中引起另一种疾病或症状的发生。

眼保健篇

爱眼护眼

大家都有一双健康明亮的眼睛

第 8 章　自我眼保健

随着经济的发展和文化教育的普及，人们在注重生活质量的同时，对眼睛的保健也越来越重视。通过对正常人群的眼健康教育，可以改变个人不良的眼卫生行为，呵护眼健康，预防眼病。

眼保健从现在做起

一、眼保健小技巧

1. 创造缓解视疲劳（干眼症）的生活环境和习惯。
2. 身体好眼睛才好（精力充沛眼睛好）。
3. 高质量睡眠有助于眼健康。
4. 休息、远眺减轻眼负担。
5. 按摩保健缓解视疲劳。
6. 眼部冷敷或热敷改善眼部微循环。

二、眼睛的八大“敌人”

- 酒精：使眼部毛细血管扩张，可致球结膜下出血、甲醇中毒性视神经损害等。
- 烟草：过量尼古丁可导致角膜变性、白内障、弱视、眼底病变等。
- 空气干燥：易致慢性干燥性结膜炎、慢性睑缘炎及角膜病变等。
- 过度日晒：易致视疲劳、干眼症、翼状胬肉、白内障及黄斑病变等。
- 空气污染：眼部慢性炎症或过敏等。
- 过期化妆品：细菌污染导致结膜炎等。
- 节食：食品单调、营养不平衡可导致反复性结膜炎、睑缘炎、夜盲症等。
- 睡眠不足：容易发生视疲劳、眼袋、黑眼圈等。

三、坚持做眼保健操

眼保健操主要通过对眼睛周围的穴位（鱼腰穴、睛明穴、四白穴、太阳穴）进行有规律、有节奏地按摩，使疲劳的眼部肌肉得到休息，同时有助于改善眼部血液循环，提高焦点调节力、眼球控制力、动态视力、辐辏开散力、深视力、瞬间视力、眼手协作力、周边视力、明暗对比视力等。从而缓解干眼症、视疲劳，预防近视、远视、老视等。

（一）眼保健操从现在开始

很多人的工作需要长时间在电脑前度过，这种长时间近距离过度用眼，极易引发视疲劳。很多人认为，视疲劳只是眼睛累了，休息一下就好，殊不知，视疲劳有可能是众多眼部和全身疾病的表现。若长期得不到改善，会引起视力下降、干眼症、近视加重与老视提前等问题。进行眼局部的按摩，无痛苦，易接受，时间不长，舒适性强，易于操作和推广。

（二）眼保健操的注意事项

在做眼保健操时注意力要集中，按摩的穴位要准确，手法要适度，不要用力过猛，同时要注意平时的眼部卫生，要持之以恒，坚持做会有一定眼保健作用。

眼病患者的眼保健："三分治七分养"

一、眼病患者的眼保健

在眼科临床中经常遇到因劳累或季节变化病情反复加重的眼病，有些患者失去了治疗的信心。眼科医护人员除做好患者的思想解释工作外，还要帮助查明复发的原因，增加治疗信心，对症治疗，减少复发。

最常见的疑难或易复发、不易治疗的眼病，如慢性结膜炎、慢性睑缘炎、复发性病毒性角膜炎、慢性巩膜炎、中心性视网膜炎、甲状腺相关眼病、角膜血管翳、糖尿病视网膜病变、复发性玻璃体积血、慢性葡萄膜炎、春季卡他性结膜炎、干眼病、眼睑痉挛等。

眼病患者除了要定期复查，按医嘱用药外，生活上还要注意眼保健。

1. 不能劳累、情绪过于激动，避免感冒，多食用新鲜蔬菜、水果。

2. 季节性眼病应在季节变化前进行预防保健，如有必要可以进行预防性用药。

3. 有治愈疾病的信心。

4. 学习眼科知识或多向眼科医护人员咨询。

5. 眼病与全身性疾病同时存在时，应积极治疗全身性疾病。

6. 出门戴防紫外线眼镜，戴遮阳帽，减少日光和风沙对眼睛的损害。

二、眼科手术后的眼保健

1. 视网膜玻璃体术后头位、体位严格按医嘱执行，玻璃体积血患者应卧床休息、避免剧烈运动，以免出血加重，且不利于积血的吸收。

2. “三高”和视网膜血管病变者，避免食用肥肉、动物内脏等胆固醇含量较高的食物，不迷信保健品、营养品。

3. 术后注意眼部卫生，不吃辛辣刺激性、油炸类食物，避免结膜充血加重。

4. 定期复查，可根据自己的病情及遵医嘱。

第 9 章　不同人群的眼保健

眼健康教育是提高大众眼保健意识和技能的重要途径，旨在破除不科学的观念，帮助每个人掌握科学的护眼方法。眼健康贯穿人的一生，不同年龄段，不同职业需采取针对性措施，比如儿童及青少年应养成良好用眼习惯，增加户外活动，预防近视；农牧民外出应佩戴防紫外线眼镜等。通过普及眼健康知识，可以提高全民眼保健意识，预防眼病发生，为实现“健康中国”目标贡献力量。眼健康是人类永恒的追求，让我们共同努力，向着光明、希望和幸福的未来出发！

青少年眼保健

由于学业压力和生活习惯，青少年普遍存在过度用眼问题，导致近视度数不断增长。视力下降已成为家长最关注的问题之一，引发广泛担忧。为应对这一现状，学校应定期开展预防近视讲座，督促学生做好眼保健操，并将学生的眼健康状态及时反馈给家长。医生也应普及眼健康知识，指导家长如何监督孩子科学用眼、预防近视。目前，政府、学校、家长和医疗机构已共同行动，推动儿童眼科体检常态化，尤其重视学生近视防控工作。

一、防空近视刻不容缓、家长应先行

3 个“越来”：近视患病年龄越来越早；人数越来越多；度数越来越大。

（一）近视的早期表现

- 看远处物体模糊：这是最常见的症状，比如看黑板上的字、远处的路标等会觉得模糊不清，但看近处物体相对清晰。
- 眼睛容易疲劳：由于看远时眼睛需要过度调节，易引发疲劳、干涩、酸胀等不适，尤其在长时间用眼后更明显。
- 眯眼或眨眼频繁：为了看清远处物体，孩子可能会不自觉地眯眼，通过改变眼睛的屈光状态来提高视力，还可能出现频繁眨眼的现象。
- 经常揉眼睛：因视物模糊，孩子会下意识地揉眼睛，希望能改善视力。
- 注意力不集中：在看不清远处物体的情况下，孩子可能会难以专注于课堂内容或其他需要远距离视物的活动，导致注意力分散。
- 喜欢凑近看物体：看书写字时离书本很近，看电视、玩电子产品时也会不自觉地靠近屏幕。

（二）保护孩子的眼睛

- 养成良好的用眼习惯：保持正确的读写姿势，眼睛与书本距离约 33 厘米，胸口离桌沿一拳，手指离笔尖约 3 厘米；控制用眼时间，每连续用眼 30～40 分钟，休息 10～15 分钟，可看远处或闭目养神。
- 增加户外活动：每天保证 2 小时以上户外活动时间，阳光可促进视网膜释放多巴胺，延缓眼轴增长，预防近视发生和发展。
- 合理使用电子产品：限制使用时间，每次不超 15 分钟，每天累计不超 1 小时；使用时保持适当距离，眼睛与屏幕距离 30~50 厘米。
- 保证营养均衡：多吃富含维生素 A、维生素 C、维生素 E 及叶黄素的食物，如胡萝卜、菠菜、蓝莓、橙子等，为眼睛提供所需营养。
- 定期检查视力：每半年带孩子进行一次视力检查，建立视力档案，及时发现视力问题并采取措施。

假期是孩子们放松的时刻，但也容易因无节制地使用电子产品或不良用眼习惯导致视力下降。家长应重视孩子的用眼卫生，避免放任自流。建议在假期安排一次眼科体检，检查视力、验光，特别是戴眼镜的学生需确认镜片度数是否合适，若戴镜视力低于 0.8，应及时重新验光配镜。对于假性近视，无须配镜，但需改善用眼习惯、增加户外活动并定期复查，以防发展为真性近视。9—14 岁是近视高发期，度数增长较快，需格外关注；18 岁后近视度数趋于稳定。每学期定期检查视力，学习近视防控知识，是保护孩子眼健康的关键。

女性眼保健

一、女性不同时期的眼保健

（一）女性月经期眼保健

月经来潮免疫力下降，容易出现干眼症、视疲劳、视物模糊、球结膜水肿、眼睑水肿、暗适应能力下降等。建议经期不要劳累，注意保暖，不要过度用眼，不戴接触镜，多食新鲜蔬菜。

（二）孕期眼保健

女性孕期由于全身毛细血管痉挛易致高血压，严重引起视网膜水肿、渗出、出血、视网膜脱离及视盘水肿等；促黄体素分泌量增加及电解质不平衡，易引起角膜水肿，晶状体内水分增加，但这些症状可在产后 1 周恢复正常。建议有血糖异常、高血压等问题的女性定期做眼底检查，明确是否需要治疗，并根据眼部病变情况指导全身治疗方案和分娩方式。

如果孕期女性屈光不正，建议产后 1 个月配镜，确保屈光度数的准确。

（三）分娩期眼保健

由于分娩导致血压升高可导致结膜或视网膜出血、水肿，引起视力下降；高度近视因分娩用力过度还可引起视网膜脱离。

（四）哺乳期眼保健

哺乳期女性如有视物不清、变形，可能患有视神经炎，应及时到眼科检查眼底，并配合积极治疗。

二、更年期女性眼保健

更年期相关的眼病，如调节疲劳、干眼症、慢性结膜炎、眼睑黄色瘤、老年性白内障、青光眼、老年性黄斑变性、眼底动脉硬化等。建议定期做眼科体检，发现眼病及时治疗。还有一些女性朋友在更年期溢泪，常见的疾病有泪道阻塞、慢性泪囊炎、慢性结膜炎、睑裂斑、黄色瘤、过敏性结膜炎等。

为了促进更年期眼健康，建议节约用眼，少看手机、电视，多吃新鲜蔬菜及水果，注意营养均衡。

老年人眼保健

随着年龄的增加，眼部组织结构和功能退化，可引发许多眼科疾病。为了提高老年人视觉质量和生活质量，减少老年眼病的发生，下面介绍有关老年人眼保健的有关知识。

1. 均衡饮食（少盐少糖），起居生活要有规律，不要过于劳累，注意休息，保持充足的睡眠，适当运动，戒烟酒。

2. 良好的用眼卫生，看书报配戴合适的老视镜。在强光下野外活动，戴遮阳帽、防紫外线眼镜。

3. 注意防控糖尿病、高血压、高血脂、动脉硬化等，以防危及眼部健康。

4. 定期眼科检查，发现眼病及时就医，并遵医嘱按时复查。不要迷恋保健品。

5. 使用手机应适度，不能过度用眼。

6. 注意用眼卫生，避免在烟雾、风沙、光线过强或过弱的环境下长时间用眼，多参加健康有益的文体活动。

7. 多吃新鲜蔬菜、水果及豆类、奶制品。

一、老视的自我保健

老视是由于老年人随着年龄增加，眼部调节能力逐渐衰弱，近视力下降的生理现象。虽然是老年人必然发展的趋势，但如果注意用眼卫生，保护视力，仍然可以延缓老视的发生。具体怎样推迟老视的发生呢?

- 冷水洗眼：每天早晨洗脸时，将双眼浸泡于水中 1～2 分钟，洗干脸部后用双手轻轻搓揉眼部 20～40 次。

- 经常眨眼：利用眨眼方式来振奋眼肌，闭眼时停留时间略长一点。同时用双手轻柔眼睑，以增加眼球的湿润度。

- 眼部热敷：每晚临睡前，用 40～50℃的温湿毛巾覆盖在双眼部位，热敷 3～5 分钟。

- 合理膳食：多食富含维生素、优质蛋白质的食物，如瘦肉、鱼、蛋、牛奶及新鲜水果、蔬菜等。经常吃黑豆和黑芝麻对视力有益。

- 按摩眼睛：①两手食指弯曲，从内眼角横揉至外眼角，再从外眼角横揉至内眼角，用力适中，横揉100～150次，再用食指尖按双侧太阳穴70次。每日晨、晚各做一遍，不仅可推迟老视，还可以预防白内障等慢性眼疾；②按摩穴位：闭目，用左右大拇指按左右眉中点，眼眶下方，轻轻揉按。挤按睛明穴。用大拇指与食指挤按鼻根，先向下按，再向上挤。揉四白穴。眼保健操每天可做1～2次，每节可做20～30下，按摩手法要轻缓，至局部有麻胀感为宜。

二、不迷信保健品

拒绝虚假宣传，更不能迷信所谓的“保健品”“高科技保健品”，各种眼贴、叶黄素等不是药品，更不是医疗手段，没有治疗作用。如果保健品宣称能治愈白内障一定是骗局。切不可盲目迷信保健品，少花冤枉钱，不要上当受骗。

不同职业和生活环境的眼保健

一、农牧民眼保健

内蒙古自治区气候干燥，风沙大，紫外线强，农牧民长期在户外劳作，眼睛容易受到紫外线、风沙和异物的侵害，常见问题包括白内障、结膜炎、角膜炎和干眼症等。为保护眼睛，建议采取以下措施：①佩戴防紫外线和防尘的护目镜，特别是在春季风沙频繁时；②注意眼部卫生，避免用手揉眼，可用清水或人工泪液冲洗眼睛；③多食用富含维生素 A 的食物，如胡萝卜和动物肝脏，以增强眼睛的抵抗力；④定期进行眼科检查，及早发现和治疗眼疾。通过这些措施，可以有效减少眼部疾病的发生，保护视力健康。

二、工人眼保健

工人应该学习眼外伤的防护知识，提高工人爱眼护眼意识。加强个人防护，如戴防护镜，电焊工应使用专用电焊头盔，近距离精细工作要有良好的照明，多向远望，多做眼保健操和体操，以减少视疲劳。定期健康体检和眼科体检，注意营养，锻炼身体增强体质。

三、经常用电脑者

1. 办公室的环境，不能长期使用空调直吹面部，会加强眼表泪液的蒸发，加重干眼症和视疲劳的发生。

2. 电脑办公应注意正确使用电脑的时间、坐姿、电脑与眼的距离及电脑屏的颜色。电子文件字号尽量调大。

3. 平时可多饮用菊花、枸杞茶，做眼部热敷或雾化。

4. 多运动，均衡饮食。

5. 不能过度用眼，坚持做眼保健操，到户外远望，47 岁以上近距离用眼，应配戴合适的老视镜。

四、驾驶员

（一）不宜驾驶车辆的情况

1. 在做眼科散瞳检查、眼睛因手术包扎或患有复视（眼肌麻痹、眼睑下垂）等眼病不能驾驶车辆。因单眼开车没有立体视觉，不能辨别物体和车辆的距离，深度立体视觉与距离偏差导致判断失误，易引发交通事故。散瞳检查时，由于瞳孔散大、视力下降，可出现炫光，不宜开车。

2. 驾驶员体检视力未达标准。

3. 长期疲劳驾驶可导致视疲劳、视力下降、视敏感度下降，易引发交通意外。

（二）与视觉有关的交通问题

1. 未按交通法规使用安全带，骑摩托车未戴头盔，当发生交通事故时易引发头颅、眼、面部创伤。

2. 开车时接打电话，吃东西，易分散注意力，引发交通事故。

（三）驾驶员护目七法

1. 洗眼：经常用热毛巾敷眼，有条件可用热眼罩或蒸汽雾化熏浴双眼，促进眼部的血液循环。

2. 养眼：多吃富含维生素和矿物质的食物，以及奶制品、动物肝脏等。

3. 动目：适当运转眼球，锻炼眼球的活力，使眼球更加灵活、敏锐。

4. 按目：经常用双手按摩双眼周围的穴位促进眼部血液循环。

5. 眺目：中途停车休息时，向绿色田野眺望。

6. 护目：不要用脏毛巾和脏手揉眼，不要和别人共用毛巾、眼镜等，注意眼部卫生。

7. 治目：如患了眼病，除注意休息外，还要及时治疗，不要盲目自治，以免加重病情。

（四）驾驶员眼保健

驾驶员安全行车眼保健特别重要。特别是持 A/B 驾驶证跑长途（开客车）、跑大车（开运输车）的司机朋友们。一定要注意眼健康，不能疲劳驾驶。我们的眼睛和身体一样需要休息，特别是夜间长途行车特别费眼，司机应注意休息、补充营养、做好眼保健、科学用眼、呵护视力，才能保证行车安全。为了本人和他人的安全，希望每一位驾驶员朋友都有一双健康明亮的眼睛。有了好视力才能开好车。

五、特殊环境下的眼保健

1. 长期从事野外劳动、驾驶、航海、航空、地质勘探等暴露于强紫外线环境中的人们或从事电焊等工作者，都应该佩戴吸收紫外线的防护镜，以减少紫外线辐射对角膜、晶状体或视网膜的损伤，重点预防白内障、翼状胬肉、黄斑损害等。建议多食用新鲜蔬菜和水果。

2. 从事车、钳工或冷加工操作时，需要佩戴强硬度又不会破裂的树脂镜片或夹层钢化玻璃制作的防护镜，以预眼外伤。

3. 接触熔炉（炼钢、冶炼生产）或经常接触 X 线和激光仪的工作人员，要佩戴防护眼镜，同时要定期进行眼科体检，预防辐射性白内障的发生。

4. 在强酸、强碱、腐蚀性气体、液体或固体环境中工作的人员，应按工业安全操作规程操作，正确使用个人防护装置，并在现场准备急救冲洗、稀释、中和作用的器材，并需定期检查是否能正常使用，以便有效自救、互救，做好第一线急救工作，减少致伤的程度和后遗症。

5. 生产、运输、使用爆炸性物品（如雷管炸药、爆竹）的人员，应严格按国家有关爆炸品的管理和操作，以减少眼外伤的发生。

6. 我国地域辽阔，特别是西北地区降水量少、气候干燥，3 ～5 月间沙尘暴天气频繁来袭，对大气造成了污染。除对行人出行不便外，主要是对我们眼健康构成威胁，尘土随风飘散，一些微小沙尘颗粒、柳絮、花粉及病毒等病菌极易进入眼睛，导致眼部红肿、流泪等症状，引起过敏性结膜炎。如不注意做好眼部防护，可引发睑缘炎、结膜炎、慢性泪囊炎、角膜炎等眼部疾病，严重可影响视力。

风沙环境下的防护措施：①沙尘天气尽量少出门，如需外出，尽量做好个人保护措施，如佩戴防护眼镜（选择贴合面部，防风沙功能眼镜）减少沙尘直接进入眼内，或者佩戴防沙防尘遮阳帽、头沙及防尘口罩等防护措施；②回家后应及时用温热毛巾擦洗面部或用盐水棉片擦洗眼睑内外眦存留的异物，保持颜面部清洁，勿用脏手擦眼，以免加重眼部损伤，如自觉眼部不适、红肿等，可点妥布霉素或抗过敏眼药水等，如症状严重，最好到医院诊治。

使用电子产品如何护眼

第 50 次《中国互联网络发展状况统计报告》显示，截至 2022 年 6 月，我国目前有 10.51 亿手机使用者，人均每周上网为 29.5 小时。以每人每天平均上网 4.2 小时来计算，除去睡觉的 8 小时外，超过 1/3 的时间都在使用手机。国民使用手机的频率、强度、时间增加了，用眼负荷加重了，给大众眼健康带来许多隐患，不得不引起关注。

一、老年人手机依赖症

原本年轻人是互联网的主要用户，如今老年人也成为网络的大军，他们和年轻人一样，不管走路、坐车还是吃饭、休息都在低头看手机，上网成为他们的精神寄托，有的老人挑灯夜战，只为追剧（影）、发朋友圈、看电子书。

殊不知，频繁使用手机给低头族老年朋友的眼睛带来巨大的隐患。在医院我们遇到过 5 位七旬老人因长时间玩手机，引发双眼急性青光眼发作。还有不少老年朋友在暗光下长期使用手机，引发视疲劳、加重老视、干眼病、眼睑痉挛、黄斑变性、白内障等眼病。因此，老年人手机依赖症不能不引起社会的关注。

二、合理使用电脑和手机

屏幕比眼睛稍低 5～10 厘米为宜，视屏经常清洁，每次近距离用眼不要超过半小时，有规律的安排休息，多到户外锻炼，减少视疲劳。多眨眼保持眼部湿润，防止角膜干燥。

不要长时间、持续使用手机、电脑，屏幕背景颜色最好调成浅绿色或蓝色。眼睛离屏幕远一点，使用 1 小时应休息 20 分钟，多向蓝色天空眺望。

三、护眼方法

做眼保健操，眼部有氧雾化，热敷，多参加文体活动和户外运动（放风筝、打球等）。保持好的心态，多吃新鲜水果和蔬菜，多饮用枸杞子、菊花茶，并定期做眼科体检。

坚持练习眨眼运动对眼睛益处多多，因为眨眼（瞬目运动）太少和不完全眨眼，可导致眼疲劳、干眼症、结膜炎、角膜病变等。

眨眼运动是正常人眼睑的一种不自觉的开阖运动，由眼轮匝肌睑部收缩引起的自主性运动，此种动作极为短暂（0.3～0.4 秒）。

眨眼运动是人体的一种自我保护，避免眼球受刺激和外界危险物体的侵害，可分反射性眨眼和随意性眨眼两种。研究发现，随意性眨眼运动是一种精神休息，在一瞬间关闭视觉刺激，让大脑和眼睛重新集中思维和注意力，类似一次大脑的快速刷新，同时眼睛也能得到休息。

眨眼能让泪液均匀地涂抹在眼球表面，可维持眼球的正常运转，润滑、清洁角结膜，并能提供眼表足够的营养和氧气代谢，还能清除眼表异物碎片或死亡脱落的细胞及分泌物等。

在眨眼时上下眼睑闭合睑缘接触时，上眼睑会把下眼睑的泪水拉到眼球表面起到润滑湿润保护眼表的作用。当注意力集中打破了眨眼的反射，会出现眨眼的次数减少，还会引起不彻底的眨眼运动，会让眼球润滑不彻底。正常状态下，眼睛每分钟眨眼 15～20 次（约 4 秒眨眼 1 次）。当专心阅读，开车时，眨眼频率会降低，每分钟眨眼 3～8 次，眼表水分蒸发加快，眼疲劳和干眼症状加重。

建议大家有意识地提醒自己多眨眼，并增加彻底眨眼训练，形成肌肉记忆。

四、来自长者的护眼、健身秘诀

（一）一生对眼科事业的奉献与追求

张朝阳是一位 95 岁高龄的老人，他是眼外科、中西医结合眼科医生，一生从事眼科临床工作。他与儿子张旭永协作发明了“光学压平眼压计”，获国家发明四等奖。与儿子张旭升在《中华眼科杂志》发表“骨炭棒摘除白内障”等多篇论文。曾帮助包头朝聚眼科医院创建中药制剂室，研究开发了“眼科抗炎”“抗病毒”“活血化瘀”“明目”等中医中药制剂方剂及中草药眼药水的研制。在临床应用中收到显著的疗效，深受广大眼病患者的欢迎。

（二）厚德载物，医德高尚

张朝阳老先生是一名共产党员，优秀的医务工作者。鄂尔多斯黄河两岸中老年人一提起张朝阳的名字，都为之称赞。在20世纪60年代的内蒙古基层行医，很多时候只能靠“一根针，一把草”治病。在那艰苦的年代里，他曾在患者的炕头，打着手电筒做白内障复明手术。他通过努力，为成千上万的患者创造了更好的就医环境，为他们带去了光明。他曾把自己的皮肤亲自移植给一位军属老大娘（眼睑皮肤缺损患者）的身上，老人的儿子激动得要把自己的军功章送给他。他身上白求恩毫不利己的精神，也影响和鼓舞着一代又一代的年轻人，让新一代的眼科医护人员不惧困难，砥砺前行。

（三）他的护眼、健身秘诀

张朝阳老先生一生酷爱中医中药的研究和开发，同时还特别重视自己的眼保健和身体保健。他经常做眼保健操，定期做眼科体检，他还坚持做八段锦锻炼身体。他一生坚持心理健康，科学运动和饮食。现在他老人家依然身体健康，无“三高”，无慢性病，思维清晰，视力1.5。

10年前他亲手打字编写的《张朝阳话60载医学生涯——仁医妙手济世益人》一书，这本“记述心路历程”的回忆录，是他一生的感悟，也是留给我们最大的精神财富。

感谢张朝阳老先生，他教我们自律、自信、自立、自强，努力去实现人生的伟大梦想！

第10章　眼健康教育与管理

眼科健康教育是指眼科医生帮助患者及其家属学习相关眼科知识的一种方式，促使患者了解自己的眼病，提高患者的依从性，并能自觉采用有利于治疗和恢复健康的行为，以提高疗效，促进康复。其最终目的是帮助患者拥有健康的生活方式，得到身体和心理健康，并提高生活质量。

眼健康教育

健康教育是通过信息传播和行为干预，帮助个人和群体掌握卫生健康知识，树立健康观念、自愿采纳有利于健康的行为和生活方式的教育活动。

一、眼健康教育的意义

人的一生最宝贵的是健康，健康是人的基本权利。传播科普知识是健康教育的主要方法，通过健康知识的传播，帮助患者理解、认识自身的健康问题，树立健康信念。

科普知识的传递技巧和方式：①讲授技巧，通过眼健康教育大讲堂等多种形式向大众传播通俗易懂的科普知识，让听众听得懂，用得上；②通过健康保健书籍、画册、视听教材等方式，提升大众自学能力。

大众对健康教育的理解和认识可通过现场展示的物品获得知识与技能，如通过眼球标本了解眼球的结构；也可以现场教学，如青光眼术后患者的现场眼球按摩、正确点眼药水的方法等操作。

2024年我国已开展了第29个全国“爱眼日”科普宣传活动，2024年的主题是“关注普遍的眼健康”。政府年年有布置，有落实，开展主题鲜明、形式多样、内容丰富的宣传教育活动。开展系列宣传活动，全方位发布全国“爱眼日”科普宣传信息，营造爱眼护眼的良好社会氛围，牢固树立健康责任人意识。医疗机构开展线上线下活动，眼科专家走进基层，贴近群众进行眼科常见病的义诊、咨询、筛查和健康教育。

眼健康检查评估及干预项目数据有医疗机构和疾控中心来掌握。评估和干预需要专科医生与患者面对面的个性化眼健康教育与服务，这样才能收到事半功倍的效果。

二、眼健康档案和健康日志

居民眼健康档案（表10-1）是社区卫生的一项基础工作，可为基层公共卫生机构有针对性地促进眼病防治提供依据。

表 10-1　居民眼健康档案

<table>
<tr><td>姓名</td><td></td><td>性别</td><td></td><td>年龄</td><td></td><td>时间</td><td></td></tr>
<tr><td>社区名称</td><td colspan="4"></td><td>详细地址</td><td colspan="2"></td></tr>
<tr><td>电话</td><td></td><td>手机</td><td colspan="2"></td><td>文化程度</td><td colspan="2"></td></tr>
<tr><td colspan="5" rowspan="3">生活状态和自理情况：</td><td>血压</td><td colspan="2"></td></tr>
<tr><td>血糖</td><td colspan="2"></td></tr>
<tr><td>血脂</td><td colspan="2"></td></tr>
<tr><td>职业</td><td></td><td colspan="2">药物过敏</td><td></td><td>视力</td><td colspan="2"></td></tr>
<tr><td>眼压</td><td colspan="2"></td><td colspan="2">屈光状态</td><td colspan="3"></td></tr>
<tr><td colspan="8">既往病史：</td></tr>
<tr><td colspan="8">现在健康状态：</td></tr>
<tr><td colspan="8">眼病史：</td></tr>
</table>

建议老年眼病患者建立眼科健康日志。为了给眼睛多一份呵护，写一本眼科健康日志，有利于自己和复诊时医生了解眼病情况，做到有效的健康管理和干预。眼科健康日志内容包括：视力情况，眼睛的变化和症状，每天用药情况，血压、血

糖情况，眼保健的内容，也可以将每次到眼科就诊的检查结果粘贴在眼科健康日志中。如有记录困难，可以让家人代写。

眼科健康日志身体力行最好本人写，有助于思维，减缓大脑退化和记忆衰退，如本人不便，可让自己的老伴或儿女代写，应记录准确、真实，内容详细完整。

有些人的自我保健意识不够强，不注意将自己的病情资料加以积累并妥善保管，总是看一次病换一本病历卡，检查报告单、化验单看完病后就东扔西丢，下次要用，再也找不到了。个人健康档案是自我保健不可缺少的医学资料，它记录了每个人疾病发生、发展、治疗、转归的过程。通过比较近几年来所有检查的资料和数据，你可以发现自己健康状况的变化，疾病的发展趋向，治疗效果等。有利于下一步保健、医疗决策。如青光眼患者可了解眼压、视野的变化，使患者对自己的病情变化做到心中有数。有的患者对某种药物曾发生过敏反应，这时记入个人健康档案，就可以提醒患者以后避免再用这种药物。带着个人健康档案去医院看病，给医生诊治疾病也带来很大的方便，医生看到有些检查近几天已做过，可避免重复检查。这不仅为患者节约了医疗开支，还减少了患者因检查所带来的麻烦。

总之，为自己建立健康档案是一件既简便又有价值的事情，它给个人医疗保健带来诸多益处和方便。如果你过去未重视这方面工作，那就从现在开始检查资料，逐步完善你的日志健康档案。

眼健康体检智能化管理模式

一、智能化眼科体检设备

1. 投影智能化视力表。
2. 综合验光台。
3. 免散瞳广角眼底照相。
4. 便携式检眼镜、眼压计。
5. 便携式婴幼儿眼底照相系统。
6. 智能化眼科体检管理软件。

二、展望未来

（一）基础眼健康人人都需要

人人都存在患眼部疾病的可能，因为眼睛的生物属性和光学功能属性，即使不发生任何病理性疾病，也会发生功能性问题。

（二）我国眼健康管理的现状和未来

我国是一个有着近 14 亿人口的大国，随着经济的发展，居民对手机、电脑等电子产品使用增加，全社会的眼健康问题正在不断地接受新挑战，特别是我国西部地区经济水平落后，且有自然条件的限制，眼科专业技术人员缺乏、医疗设备不足，我国眼健康管理任重而道远。

（三）眼健康管理的必要性和迫切性

在我国，有不少大众对传统医疗的概念是有病才去医院，有人不能忍了才去医院检查，这时眼病多已到晚期。如何结合我国国情及医疗现状，提高大众的眼健康意识，加强对大众眼健康的保障，是我们研究的重要课题。

希望全国各地能做到安全、经济、方便、快捷的群体眼科体检，体检后为大众及时反馈体检结果，并做好健康指导，提供有效的预防和干预治疗方案。完善眼科慢病患者管理模式，降低疾病的负担和致盲率，有助于提高大众的眼健康指数和幸福指数。

1. 眼健康体检、评估及干预：提高大众眼科体检意识。

2. 眼健康宣教：有利于青少年防控近视、年龄相关老年眼病的防治等。

3. 个性化眼健康教育和咨询。

4. 基层眼健康的长远发展，特别对慢性病患者眼部的长期随访、干预治疗。①行为干预，改正不良用眼习惯及过度用眼问题、养成良好的饮食习惯，定期做眼科检查；②医疗干预，听从医生的治疗建议，积极配合。

参考文献

[1] 王凤翔．眼科疾病分册．北京：中国医药科技出版社，2002.

[2] 张旭东．实用眼科学．北京：科学出版社，2015.

[3] 张旭东．专家谈眼病．北京：科学技术文献出版社，2019.

[4] 张旭东．老年眼病医疗保健手册．北京：科学普及出版社，2001.

[5] 张旭东．实用眼科知识大全．北京：北京科学技术出版社，2016.

[6] 张旭东，韩宇．白内障手术筛查及护理读本．北京：北京科学技术出版社，2015.

附录　眼科小课堂

一、眼病及眼科症状名词解读

视功能：主观上眼睛对事物的认识和辨别能力。

视觉障碍：又称视觉缺陷，即视功能低下。

视野：眼固定注视所能看到的空间范围。

生理盲点：视盘本身无感光细胞，相应在视野颞侧旁中心区，有一绝对性暗点，即生理盲点。

盲：任何原因导致的视力高度减退或丧失，视力在 0.05 以下者。

融合：大脑能总和来自两眼的相同物像，是双眼视觉功能质量的一种考量指标。

夜视力功能：在夜间能看到物体的功能。

一过性黑矇：是一种暂时性的视力丧失。

立体视觉（深视觉）：感知物体立体形态及不同物体相互远近关系的能力。

复视：视物有重影，是由于获得的视轴偏斜所致。

老视：随着年龄的增长，晶状体的弹性下降，眼睛失去了聚焦近处物体的能力。

昼盲：在光线明亮的环境下视力较光线昏暗时更差。

夜盲（暗适应能力差）：在白天或明亮光线下视力正常，但当夜晚或暗处视力急剧下降。

色盲：丧失辨别颜色的能力。

色弱：对颜色辨别能力下降。

伪盲：眼部检查无异常，为追求和达到某种目的而装作全盲。

白瞳症：瞳孔区白色反光，多见于早产儿视网膜病变、先天性白内障、视网膜母细胞瘤等。

虹视：灯光周围看到彩虹样光环，多见于青光眼、角膜水肿等。

斜视：眼位不正，双眼不能同时注视目标。

视物变形：眼前的物体变形、变大、变小或弯曲，多见于眼底黄斑区病变。

视疲劳：指眼睛的疲劳状态，眼睛劳累不适的感觉和工作效率减退的一种症状。

眼球震颤：指眼球超过正常的快速或震颤样运动。

上睑下垂：指上眼睑下垂，严重者可遮挡视线。

幻视：眼前出现各种各样虚构的形象。

色视症：将无颜色的物体，看成各种颜色。

眩目：外界强光散射于屈光间质而不能在视网膜上成像，引起眼部不适。

飞蚊症：眼前有黑影浮动，有的像发丝在眼前晃动，有的像蚊虫飞过，随眼球转动而移动。

二、眼科病理名词

炎症（结膜炎、角膜炎、虹膜炎等眼科炎症性疾病）：局部红、肿、疼、分泌物增多及视功能障碍。

混浊（角膜混浊、晶状体混浊等）：由于局部病变导致透明的组织失去光泽和透明性，呈灰白色，直接影响视功能。

结石（结膜结石等）：为脱落的上皮细胞和变性的白细胞等凝结物，黄白色变硬的小点积累在结膜面。

变性（角膜变性、视网膜色素变性等）：局部代谢障碍引起组织、细胞物质代谢障碍，细胞内和细胞间出现某些异常物质。

息肉（结膜息肉等）：由于局部慢性炎症引发的病理改变，息肉突出于结膜表面的增生组织团块呈圆形带蒂，粉红色肿物。

溃疡（角膜溃疡等）：由于局部炎症的浸润，表面组织细胞坏死脱落，形成圆形或不规则形，不易愈合的创面。

囊肿（睑板腺囊肿、泪腺囊肿等）：多见于由于腺体排泄管阻塞和扩张，形成潴留囊肿，内含黏液性或胶样物。

肿瘤（眼睑、眼眶、眼球肿瘤等）：是机体在各种致瘤因素作用下，局部组织异常增生形成的新生物称肿瘤。瘤细胞与正常细胞的生长、代谢、结构和功能都不同，分良性和恶性两种。

萎缩（虹膜萎缩、视神经萎缩等）：在病理状态下，正常的组织器官和细胞的体积缩小，同时有代谢减弱，功能降低或丧失等。

水肿（眼睑水肿、角膜水肿、黄斑水肿等）：局部的病变导致组织含水量增加，引起一系列的病理改变。

过敏反应：以眼睛发痒、发红和流泪为主要表现的炎症反应。

出血（结膜下出血、前房积血、眼底出血等）：外伤或疾病导致血液从血管内流到组织间。

血肿（眼睑血肿、眼眶血肿等）：局部大量出血，血液积存在组织内，形成不易吸收的肿物。

脓肿（眼睑脓肿、泪囊脓肿等）：局部化脓性细菌感染导致脓液在组织内存留。

气肿（眼睑气肿、眼眶气肿等）：气体积聚在皮下组织或筋膜间隙。

粘连（睑球粘连、虹膜后粘连等）：局部的炎症和渗出导致相邻的组织粘在一起。

充血（眼睑皮肤或巩膜发红）：球结膜血管扩张、血流量增加导致巩膜发红，多见于结膜炎、角膜炎、虹膜炎等眼前段炎症。

新生血管（角膜、虹膜、视网膜新生血管等）：不该生长血管的组织出现异常增殖的血管，较易引起出血，且影响正常功能。

缺损（虹膜缺损、眼睑缺损等）：局部组织缺失影响正常功能。

三、眼科常用名词的英文缩略语

就诊病例手册或检查报告上的英文缩略语的中文意思如附表 1 所视。

附表 1　眼科常用名词的英文缩略语

英文缩略语	中　文
As	散光（眼）
CF	数指
CRAO	视网膜动脉阻塞
CRVO	视网膜静脉阻塞
CT	计算机断层扫描
DR	糖尿病视网膜病变
EOG	眼电图
FFA	荧光素眼底血管造影
HA	羟基磷灰石眼台
HRP	高血压性视网膜病变
IOL	人工晶状体
IOP	眼压
KP	角膜后沉着物
Lp	光感
MGD	睑板腺功能障碍
MRI	核共振成像
My	近视（眼）
NCT	非接触眼压计
OCT	光学相干断层扫描
OD	右眼
OS	左眼

（续表）

英文缩略语	中　文
PVR	增生性玻璃体视网膜病变
RB	视网膜母细胞瘤
ROP	早产儿视网膜病变
SMD	老年性黄斑变性
TAO	甲状腺相关眼病
UBM	超声生物显微镜检查
VEGF	血管内皮生长因子

四、医嘱备忘录、自我眼保健记录册

可以将就诊时的医嘱和主治医师的联系方式记录备忘录（附表 2）或自我眼保健记录册（附表 3）上，便于执行医嘱和咨询。

附表 2　眼科体检医嘱备忘录

姓名：	医疗机构：	手机：
医嘱内容：	检查结果：	

附表 3　自我眼保健记录

日期	记录内容

自己的眼科体检日

眼科体检日：20　年　月　日　　眼科体检日：20　年　月　日

眼科体检日：20　年　月　日　　眼科体检日：20　年　月　日

五、眼科体检正常值

眼科体检各项正常值见附表 4。

附表 4　眼科体检正常值

项　目	正常值
视力	● 正常远视力（5m）≥1.0　标准对数远视力≥1.0 ● 正常近视力 30cm ≥1.0　盲目标准为 0.05 以下
眼压	● 正常值 1.33～2.79kPa（10～20mmHg） ● ≥3.19kPa（24mmHg）为异常
视野	● 白色视标：上方 60°，鼻侧 60°，下方 70°，颞侧<90° ● 蓝色、红色、绿色视标依次递减 10°，绿色视野最小
眼球突出度	● 男性 11.8～13.8mm ● 女性 12.3～13.9mm

（续表）

项　目	正常值
眼球前后径	24mm（成人）
瞳孔直径、距离	• 瞳孔直径：2～5mm（瞳孔 <2mm 者称瞳孔缩小，瞳孔 >6mm 者称瞳孔散大） • 瞳孔距离（平均年龄）：男性，(60.90 ± 0.18) mm；女性，(58.30 ± 0.13) mm
干眼检查	正常时①泪膜破裂时间（BUT）11～50s；② Schirmer 试验（表面麻醉后测定）5 分钟滤纸湿润长度 10～30mm；③睑缘泪河高度＞1mm

六、征兵体检眼科标准

（一）视力要求

任何一眼裸眼视力低于 4.5，不合格。任何一眼裸眼视力低于 4.8，需进行矫正视力检查，任何一眼矫正视力低于 4.8 或矫正度数超过 600 度，不合格。屈光不正经准分子激光手术后半年以上，无并发症，任何一眼裸眼视力达到 4.8，眼底检查正常，除潜艇人员、潜水员、空降兵外合格。

坦克乘员、水面舰艇人员、潜艇人员、空军专机女乘务员、中央警卫团条件兵、公安警卫部队条件兵、北京卫戍区仪仗队队员，任何一眼裸眼视力不低于 4.8。

潜水员、空降兵、特种作战部队条件兵任何一眼裸眼视力不低于 5.0。

补充说明　有准分子激光手术史的，需要提供相关医疗证明或送检单位出具健康证明。

（二）色觉要求

色弱、色盲，不合格。能够识别红、绿、黄、蓝、紫各单色者，陆勤人员合格。

（三）眼健康要求

影响眼功能的眼睑、睑缘、结膜、泪器疾病，不合格。伸入角膜不超过 2mm 的假性翼状胬肉，陆勤人员合格。

补充说明

1. 眼睑中央的粗硬倒睫，引起刺激症状者不合格。周围少量细小倒睫，无刺激症状者合格。

2. 轻度上睑下垂（指先天性），如运动障碍不明显，上睑缘未超过瞳孔上缘，一般可合格。如明显影响面容和运动障碍，双睑裂明显有大小、两侧相差 2mm 以上，不合格。

3. 眼睑闭合不全（兔眼）在轻闭眼或睡眠时不超过 2mm、角膜不暴露，睑缘与眼球应位置正常，无暴露性角膜炎症者，合格。

4. 轻度鳞屑性和眦角性睑缘炎，合格；溃疡性睑缘炎，不合格。

5. 单纯性睑板腺囊肿，合格。

6. 眼睑色素痣，不影响视力和面容，合格。

7. 泪点位置轻度异常，无溢泪，合格。

8. 慢性泪囊炎，不合格。

9. 沙眼一般从宽，凡引起内翻、瞳孔区角膜薄翳等并发症，不合格。

10. 结膜结石，数量较多或突出结膜表面有刺激症状（结膜充血、浅层角膜炎症），送兵前尚难治愈，不合格。

11. 典型春季卡他性结膜炎，不合格。

（四）眼肌和眼位的要求

眼球突出，眼球震颤，眼肌疾病，不合格。15 度以内的共同性内外斜视，陆勤人员，合格。

补充说明

眼球突出的判定同临床，即正常人为 12～14mm，双眼突出度差别不超过 2mm，但测量时应精确。

（五）眼前节检查要求

角膜、巩膜、虹膜睫状体疾病，瞳孔变形、运动障碍，不合格。不影响视力的角膜薄翳，合格。

补充说明

1. 虹膜色素痣、巩膜色素痣，境界清楚，视功能良好，无发展趋势，合格。

2. 先天性永存瞳孔膜，细条状，合格；片状，不合格。

（六）眼后节检查要求

晶状体、玻璃体、视网膜、脉络膜、视神经疾病，以及青光眼，不合格。先天性少数散在的晶状体小混浊点，合格。

补充说明

1. 永存玻璃体动脉或少量的玻璃体混浊仅呈丝状、小点状，活动度小，视功能良好，无自觉症状，无发展趋势，合格。

2. 有准分子激光手术史，必须做眼底检查；主诉有眼底病病史，应作眼底检查。

（七）眼科检查方法注意事项

1. 视力检查建议采用电子视力表，在室内检查。

2. 视力与眼科检查应同在一个检查室。

3. 每个受检者在查完视力后应由专科医师立即用裂隙灯查看角膜、瞳孔大小，严防戴角膜接触镜、局部点眼药水等作弊行为。

4. 色觉检查：统一使用俞自萍《色盲检查图》（修订第五版）。

专家提醒

国家在高考之前，都会专门组织学生到当地指定的医院进行身体检查。眼科检查的项目包括视力检测、色觉检查和眼病检查。一般学校和大部分的专业对视力没有明确要求。只有军事院校对视力有严格要求。

七、视力残疾鉴定标准

（一）视力残疾的定义

视力残疾包括盲及低视力，是指由于各种原因导致双眼视力低下并且不能矫正或视野缩小，以致影响其日常生活和社会参与。

视力残疾鉴定需进行视力检测、眼压测量、裂隙灯检查、视野检查和色觉检查等项目鉴定。

（二）视力残疾的分级（附表5）

附表 5　视力残疾的分级

类　型	级　别	最佳矫正视力
盲	一级	无光感<0.02 或视野半径<5°
	二级	0.02～0.05 或视野半径<10°
低视力	三级	0.05～0.1
	四级	0.1～0.3

1. 盲或低视力均指双眼而言，若双眼视力不同，则以视力较好的一眼为准。如仅有单眼为盲或一眼的视力达到或优于 0.3，则不属于视力残疾范畴。

2. 最佳矫正视力是指以适当镜片矫正所能达到的最好视力或针孔视力。

3. 以注视点为中心，视野半径<10° 者，不论其视力如何均属于盲。

八、眼科体检报告

常见眼科体检报告形式见附表 6。

附表 6 眼科体检报告

1. 个人信息 姓名　　性别　　出生年月　　文化程度　　职业 住址 ______________　　手机 ____________ 既往史 ____________	
2. 眼部检查 (1) 眼前节检查 (2) 眼底检查	
3. 眼健康检查评估 (1) 健康（绿灯） (2) 亚健康（黄灯）	
(3) 眼病（红灯） 诊断：__________________	
4. 眼健康指导 (1) 及时就医 (2) 定期眼科体检 (3) 眼保健内容	
检查日期 ________________	报告人（签字）__________

九、眼健康问卷调查表

常见眼健康问卷调查表见附表 7。

附表 7 眼健康问卷调查表

姓名：__________	性别：________	出生年月：________
文化程度：_________	职业：_________	
住址：_____________	手机：___________	

（续表）

1. 眼部情况 目前眼病困扰：____________________ 眼部不适表现：____________________ (1) 既往有无眼病及眼部手术史：无□ / 有□ (2) 有无屈光不正及配镜史：无□ / 有□ (3) 有无常规眼科体检：无□ / 有□　　　　年 / 次 (4) 有无重的全身病或家族遗传病史：无□ / 有□ (5) 家族中有无高度近视：无□ / 有□	
2. 生活及用眼习惯 (1) 近 3 个月每天用眼情况；近距离使用电子产品 ______ 小时 (2) 工作单位照明情况：____________________ (3) 睡眠状态及饮食习惯：____________________ (4) 有无吸烟饮酒嗜好：无□ / 有□ (5) 是否进行护眼保健：无□ / 有□	
3. 本次就诊需求 (1) ____________________________ (2) ____________________________	
检查日期　____________	问卷填写人 ____________

十、“奥妙的眼睛”科普馆

“奥妙的眼睛”科普馆被内蒙古自治区科学技术厅评为“科普示范教育基地”，内蒙古自治区科学技术协会评为“科普教育基地”，巴彦淖尔市评为“科普教育基地”。建馆的宗旨是为了提高广大儿童、青少年爱眼护眼的意识，提供眼科科普实践学习环境。该科普馆将科学性、知识性和趣味性相结合，利用互动等多种形式宣传眼健康知识和技巧。愿所有的孩子们都有一双健康明亮的眼睛！

（一）科普馆的设备和配套系统

眼健康科普馆有眼睛的模型、实物，眼科科普图书、挂图，视野、光觉、色觉等自测系统，不同种类动物的眼睛，不同人种的眼睛（虹膜颜色和外眼形态差异），智能机器人（具备播报眼科知识，储存眼科检查数据等功能）等。

眼科文物，科普馆收藏、陈列与展示了唐代第一部眼科专著《龙树眼论》，1950 年以前出版的眼科图书《梅氏眼科学》等 35 本，日本早期眼科图书 42 本，古老的眼镜、眼镜盒等 30 余件，古老的手术放大镜、显微镜、望远镜等，1897 年英国皇家医院退休的老配镜箱（属于一级文物）与光学眼科有关的老物件等 150 余件，1955 年以前的国产、进口的眼科检查、手术设备 26 件，还有骨碳棒白内障摘除、晶体圈套环袋“金针拨障术”等珍贵眼科文物。希望大家通过这些展品了解眼科厚重的历史和发展脉络。

（二）眼健康科普馆里学护眼

眼健康科普馆面向社会大众免费开放，有专业讲解员提供眼健康的咨询服务。中小学生、幼儿园的儿童及老师可以随时到科普馆参观，参与近视防控和眼健康知识的实践和学习（附图 1）。科普馆设的小医生活动——孩子们穿上白大褂、帽子和口罩，参加近视防控讲解，眼保健科普知识有奖竞赛，参与查视力、电脑验光等检查，观摩学习验光定配眼镜的加工技术。盲道体验——小学生们遮盖双眼在盲道上行走 3 分钟（附图 2）

感受和体验盲人的视觉困难和心理感受，使更多的中小学生更加珍爱我们的眼睛。

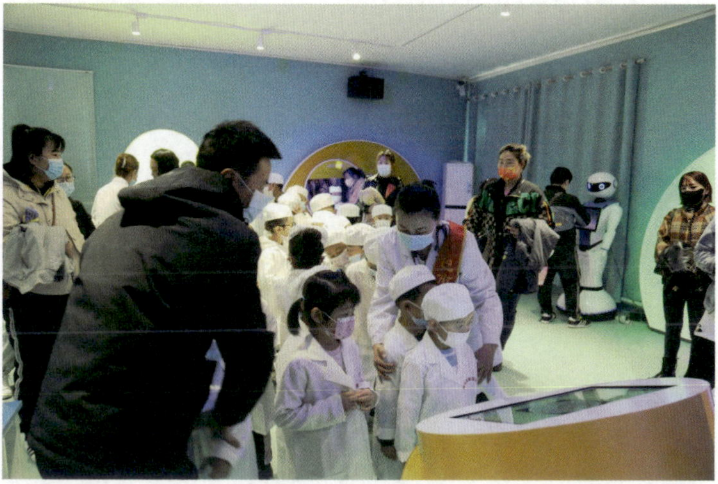

附图 1　小医生活动

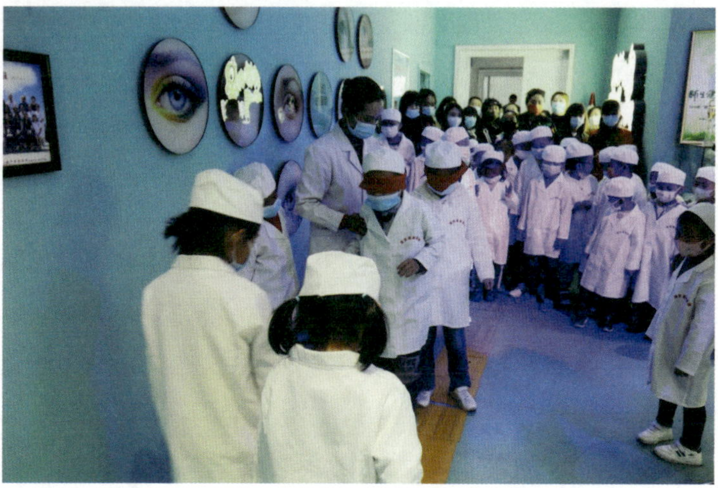

附图 2　盲道体验

后 记

这部眼健康体检科普书的成功出版，得益于多方面的支持与努力。首先，国内两位著名眼科专家的鼓励和支持为本书奠定了坚实的专业基础。其次，老中青结合的高学历编写团队精心策划与撰写，确保了内容的科学性与可读性。最后，中国科学技术出版社的鼎力支持为本书的顺利出版提供了重要保障。

回顾我国眼科的发展历程，从简陋的眼科检查设备到现代化的高科技装备，眼科领域在改革开放 40 年来取得了显著进步。20 世纪 60 年代，眼科检查器械仅限于视力表、手电筒、放大镜和检眼镜这“四大件”。而如今，县级以上医院的眼科科室大多配备了 OCT（光学相干断层扫描）、免散瞳欧宝广角眼底照相、眼科超声、视觉电生理等现代化检查设备，设备齐全且技术先进。眼科体检队伍不断壮大，设备持续更新，眼科已成为医院的主流科室之一。

随着科技的进步，眼科体检工作也在不断革新，逐步向规范化和精准化迈进。我们坚信，眼科体检及眼科特检将在未来为人类眼健康保驾护航，为更多人带来清晰的视界和健康的生活。

我为中国眼科学的发展和进步感到无比骄傲，同时也见证了健康科普事业的快速、健康发展。从过去简陋的眼科检查设备到如今现代化的高科技仪器，眼科领域的进步不仅体现在技术上，更体现在公众健康意识的提升上。健康科普作为推动“健康中国”战略的重要力量，正在为国家的健康事业、医患关系的改善以及大众健康素养的提升做出积极贡献。

健康科普对国家的贡献

“健康中国”的核心在于提升人民群众的健康水平，普及健康生活方式，增强身体素质，并推动“每个人是自己健康第一责任人”的观念。通过健康科普，公众能够学习并掌握简单的自检、自治和自救能力，这不仅有助于降低国家医疗支出，还能有效提升全民健康素养。健康科普覆盖面广，收效显著，是利国利民的好事，为实现“健康中国”的战略目标提供了重要支持。

健康科普对医患关系的贡献

健康科普能够帮助患者了解医学知识，消除对医学领域的迷信和误解，从而增强对医生的信任，促进医患关系的和谐发展。通过科普教育，患者能够更好地理解诊疗过程，减少医患沟通的成本，提升医疗服务的效率和质量。良好的医患关系不仅是医疗工作顺利开展的基础，也是社会和谐的重要组成部分。

健康科普对大众的贡献

医学科普为大众提供了专业性、科学性和趣味性兼具的健康知识，帮助人们树立“无病早防，有病早治”的科学理念。通过普及健康知识，公众能够更好地管理自身健康，提升健康素养，从而减少疾病的发生和发展。健康科普不仅是知识的传递，更是健康生活方式的倡导。

健康科普对患者的贡献

对于患者及其家属而言，健康科普能够帮助他们更好地理解疾病的防治知识，做到心中有数，避免走弯路，科学就医。通过掌握疾病预防、治疗配合，以及防止复发的相关知识，患者能够提高诊疗依从性，提升治疗效果，从而获得更好的健康收益。健康科普不仅是知识的普及，更是对患者及其家属的关怀与支持。

从业数十年，我对健康科普充满兴趣和热情，如果本书的出版能够惠及更多人，那将是对我最大的褒奖。衷心希望更多人关注眼健康，了解自己的眼睛，保护好自己及家人的视力健康，有效减少眼病的发生。

用心看世界，用眼看人生，让我们一起成就伟大的光明梦想！

张旭东

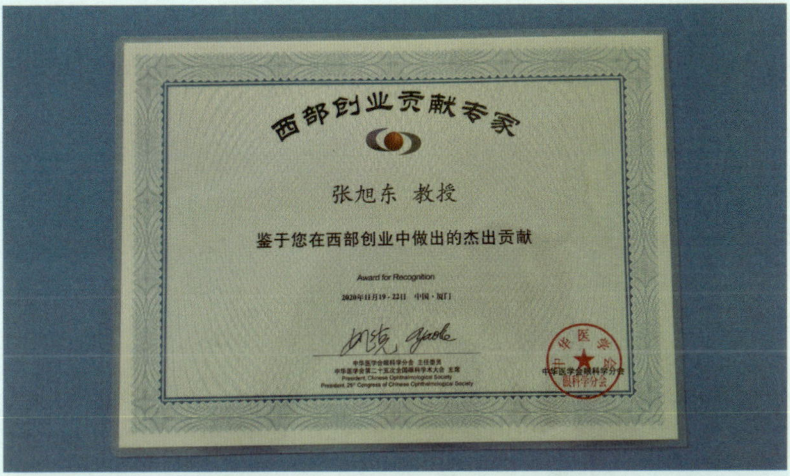
西部创业贡献专家
张旭东 教授
鉴于您在西部创业中做出的杰出贡献
Award for Recognition
2020年11月19－22日 中国·厦门
中华医学会眼科学分会 主任委员
中华医学会第二十五次全国眼科学术大会 主席
President, Chinese Ophthalmological Society
President, 25th Congress of Chinese Ophthalmological Society
中华医学会眼科学分会

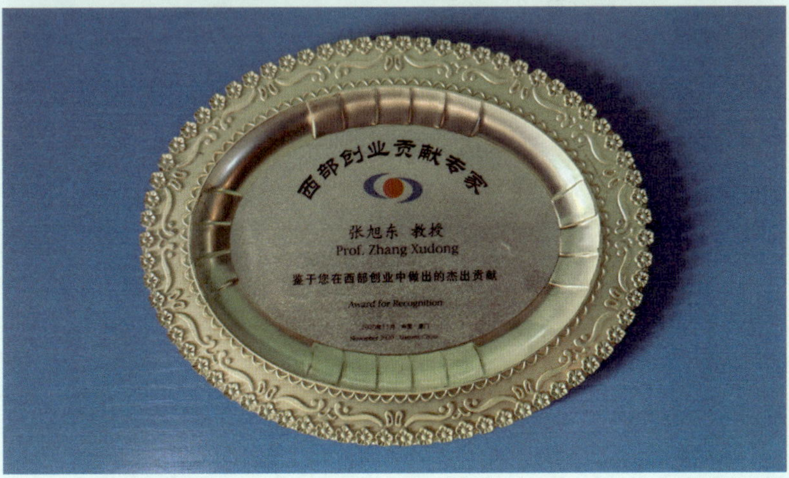
西部创业贡献专家
张旭东 教授
Prof. Zhang Xudong
鉴于您在西部创业中做出的杰出贡献
Award for Recognition

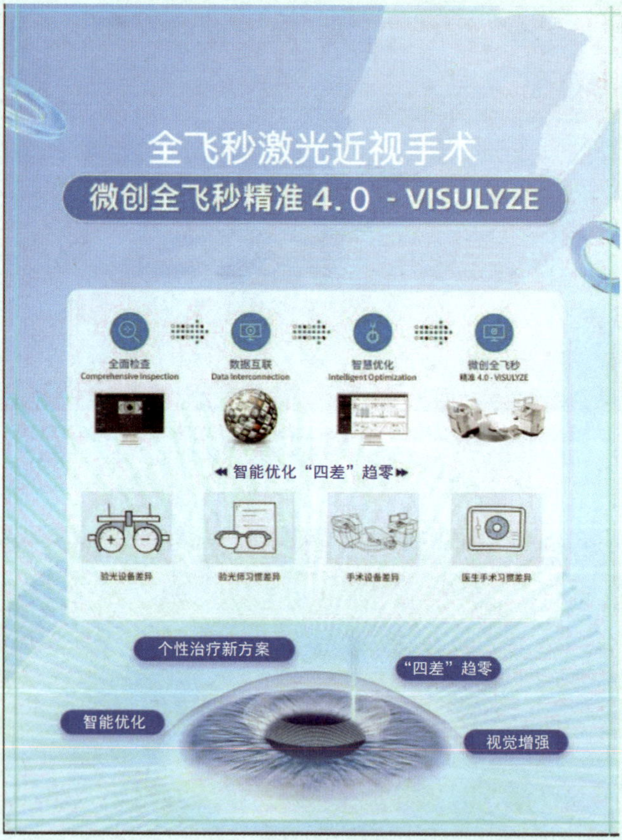

全飞秒激光近视手术
微创全飞秒精准 4.0 - VISULYZE
全面检查
Comprehensive Inspection
数据互联
Data Interconnection
智慧优化
Intelligent Optimization
微创全飞秒
精准 4.0 - VISULYZE
智能优化“四差”趋零
验光设备差异
验光师习惯差异
手术设备差异
医生手术习惯差异
个性治疗新方案
“四差”趋零
智能优化
视觉增强

健康科普·科技引领创新

防盲治盲·守护光明未来

心系人民·共筑健康中国